国家社会科学基金青年项目"在线健康社区用户交互行为及其对用户健康效用影响研究"（项目编号：16CTQ029）阶段性成果

基于用户体验的医学健康网站可用性研究

董 伟 主编

南开大学出版社

天 津

图书在版编目(CIP)数据

基于用户体验的医学健康网站可用性研究 / 董伟主编.
—天津：南开大学出版社，2017.4
ISBN 978-7-310-05348-3

Ⅰ.①基… Ⅱ.①董… Ⅲ.①医学—网站—可用性—研究 Ⅳ.①R-058

中国版本图书馆 CIP 数据核字(2017)第 062414 号

版权所有　侵权必究

南开大学出版社出版发行
出版人：刘立松
地址：天津市南开区卫津路 94 号　邮政编码：300071
营销部电话：(022)23508339　23500755
营销部传真：(022)23508542　邮购部电话：(022)23502200
*
唐山新苑印务有限公司印刷
全国各地新华书店经销
*
2017 年 4 月第 1 版　2017 年 4 月第 1 次印刷
260×185 毫米　16 开本　10 印张　227 千字
定价：32.00 元

如遇图书印装质量问题，请与本社营销部联系调换，电话：(022)23507125

序　言

我们所处的时代是互联网时代，我们所处的时代也是全民健康时代。在这个时代，医学健康信息是人人关注的信息类型，医学健康信息网站是人们获取医学健康信息最重要的渠道之一。但是，医学健康网站的信息是否具有良好的可用性呢？这个问题的答案也许大多数不是肯定的，尤其是在中国，医学健康网站的信息可能具有良好的科学性和专业性，但不一定具有良好的可用性。我们所要做的，就是引入可用性理论和方法，让医学健康网站的信息能够受到公众的欢迎、能够更好地得到利用。

根据 ISO 9241-11 的定义，可用性是指特定用户在特定环境下，利用产品有效、高效和满意地达到特定目标的程度。可用性是近年来颇受关注的研究热点，如果我们在网上搜索就可以发现，当当网上目前有超过 100 部关于可用性的图书在售卖，国外可用性著作不断被翻译为中文在国内发行，内容除了关于网站可用性之外，还涉及可用性测试、可用性工程、可用性仿真、交互理论、云计算的可用性、移动产品可用性、视觉可用性等内容；在中国知网的中国期刊全文数据库中，以"可用性"为主题的论文数量目前已经达到 15000 多篇；不仅如此，可用性还有多种的表现和多个领域的应用，如资源可用性、服务可用性、系统可用性、数据可用性、网站可用性等等。从上述种种我们可以一瞥可用性的研究热度。

雅克布·尼尔森（Jakob Nielsen）博士是国际知名的可用性研究专家，他被因特网杂志（Internet Magazine）称为"可用性之王"，发表了许多相关著作和论文。尼尔森先生提出了软件可用性的十大原则，即系统可见性、环境匹配性、用户可控、一致性、防错、认知而不是记忆、灵活高效、简约优美、容错、提供帮助等；还提出了网站信息可用性的效率、可记忆性、容错、满意体验和可学习性五大原则等多种可用性标准和可用性理论，在全球流传很广。国内外的学者研究发现，提高网站整体的可用性能显著地增加网站的访问流量，提高用户对信息的利用效率，提升用户使用的满意度，因此，网站的建设者们开始研究影响网站信息可用性的因素，并针对网站信息的可用性制定政策和规范，包括统一语言规范、制定互操作性的技术合作框架、实施可用性测试、建立可用性标准等，相关的研究方法和研究成果也在不断丰富，包括使用用户中心设计方法、建立可用性设计指南、提供可用性辅助工具等，国内外关于可用性主题的网站和可用性研究社团也不断出现。

作为网站的核心竞争力的一个方面，可用性在网站建设中的重要程度不言而喻。有较好的可用性设计的网站不仅能够提高用户的工作效率以及总体的满意度，还可以减少网站的后期维护、减少培训和技术支持费用、提高系统建设投资效益和使用效益、提高用户接受度。因此，网站信息可用性的研究内容丰富、发展迅速，是非常值得研究的一个领域。

可用性问题在交互式 IT 产品上表现尤其明显，在各种类型的网站上，信息可用性方面也存在很多问题，医学健康网站也不例外。要解决医学健康网站信息可用性问题，我们有很多的工作要做。董伟博士的《基于用户体验的医学健康网站信息可用性研究》一书便是这些工作中的一项有益的工作。该书针对医学健康网站信息可用性的影响因素，从定性和定量的角度深入分析，并开展实验测评，得出了一些有价值的研究结论。该书通过质性研究，获得影响医学健康网站信息可用性的十三个方面的因素；通过用户调研，进一步研究用户相关特征对医学健康网站的使用目的和信息需求的影响，确定了九大影响医学健康网站信息可用性的核心因素，即网站交互性、隐私保护、提供专业服务、网站可信性、网站外观、信息可获取性、网站实用性、信息内容质量、信息体系结构，并验证它们对医学健康网站的影响效应的大小。该书的研究成果对于提出改善我国医学健康网站信息可用性的措施、促进科学可靠的健康信息传播和利用有着很大的参考价值，对于医学健康领域的领导决策参考、相关主题的科学研究发展、相关领域的实践应用有潜在的作用。

《基于用户体验的医学健康网站可用性研究》也是董伟博士在其博士论文基础上写就的著作。在校学习期间，董伟博士一直是一个勤奋好学的学生，也是一个认真负责的学生，图书馆是他度过最多时间的地方，我相信他曾经在那里得到了很多很多。对学问的一贯追求以及对医疗健康网站以及可用性两个方面的研究兴趣，促成了本研究成果的完成。一分耕耘便有一分收获，作为他的博士导师，我很赞赏他的努力，也非常高兴地看到他这些年在学术研究上的进步，希望他再接再厉，争取在学术上取得更大的成就！

周晓英

2017 年 4 月于北京

前　言

健康网站逐渐成为公众获取健康信息的主要来源，其对社会的影响力越来越大，健康网站可用性水平的提高，能够进一步促进健康网站的发展。在对相关研究和理论分析的基础上，本书从用户的角度出发，采用质性分析、问卷调查、多元统计等方法，识别并分析健康网站可用性影响因素及不同因素的影响力度，并建立相应的测评指标体系来为健康网站的可用性测评研究和工作提供参考。本书围绕健康网站可用性影响因素及其相关研究做了一些研究和分析，具体过程和方法如下：

首先，对健康网站可用性影响因素进行理论上的分析。通过全面系统地对国内外有关健康网站可用性的研究进行探讨，分别从网站可用性的内涵、影响因素、测评方法以及健康网站可用性测评等研究进行讨论。另外，还对健康网站可用性相关的理论基础进行了阐述，如可用性理论、信息构建理论、人机界面设计理论、以用户为中心的设计等。在结合上述理论的基础上，提出了相关影响因素的分析框架，分析框架主要分为影响因素的识别、验证和应用，用以指导本书的整体分析过程。

其次，对健康网站可用性影响因素进行质性分析。本分析过程主要是在已有影响因素研究和归纳的基础上，采用质性研究的方法，对健康网站用户进行调查和分析，从用户的角度进一步探索性地发现健康网站可用性的影响因素。

再次，对健康网站可用性影响因素进行实证分析。首先，对健康网站进行用户信息需求的调查分析，通过对用户信息需求的分析，发现用户相关特征对健康网站信息需求和使用目的的影响，为健康网站可用性影响因素的进一步探索提供参考。然后，在质性分析的基础上，通过量化的方法做进一步的深入研究，借助探索性因子分析来探讨健康网站可用性影响因素的维度。最后，采用验证性因子分析和结构方程模型的方法构建影响因素结构方程模型，在该模型的基础上分析和验证影响健康网站可用性的因素，并对各个因素对可用性的影响力度进行探索，最后对样本个体差异进行分析。

最后，对健康网站可用性进行试验测评分析。主要是在影响因素结构方程模型的基础上构建出相应的评价指标体系，其中，模型中的路径系数和因子载荷将作为维度和指标的权重设计的依据。运用指标体系对选定的健康网站案例进行评价，并对评价结果进行分析。

本书的结论不仅进一步验证了已有研究中所提到的可用性影响因素仍然会在健康网站可用性中发挥作用，探索出了具有健康网站特点的可用性影响因素，并进一步发现了不同影响因素对健康网站的影响效应，具有一定的理论价值。此外，通过对相关指标体系的构建，也为健康网站的评价提供了一定的实践参考。具体结论如下：

（1）在分析相关理论和研究成果的基础上，运用质性研究的方法初步探索出了健康网站可用性的影响因素。在对特定受访者进行质性访谈的基础上，对访谈数据进行了比较和分析，结合相应的研究成果，共探索出了 13 个影响因素，并对各个影响因素进行了命名。研究发现，13 个具体的影响因素中的大部分因素基本都属于已有研究成果中所总结的几个方面，如网站交互性、网站外观、信息内容质量、信息可获取性、网站可信性、信息体系结构等。而通过质性分析结果，发现还有一些具体因素的维度在已有研究中较少提到，如网站实用性、网站专业服务、广告、用户交流等，这些影响因素都是通过质性研究探索而出的，在一定程度上可以作为对已有研究的补充和完善。

（2）在已有研究的基础上，通过对用户的全面调查，借助探索性因子分析进一步探索出了 9 个核心影响因素维度，并对其进行命名，即网站可信性、信息可获取性、网站交互性、信息内容质量、提供专业服务、网站实用性、网站外观、信息体系结构、隐私保护，并进一步借助结构方程模型对 9 个影响因素做了验证和分析。研究发现，9 个影响因素中，网站交互性、隐私保护、提供专业服务、网站可信性、网站外观、信息可获取性、网站实用性、信息内容质量、信息体系结构对健康网站的影响效应依次下降。

（3）在个体因素对健康网站可用性的影响方面，本书得出了一些新的结论。是否具有医学专业背景、不同的文化程度、不同的网络使用年限以及健康状况等对健康网站可用性的要素的影响比较显著，而性别和年龄等对其影响不大。其中，医学专业背景对健康网站可用性的影响最大，影响了 9 个可用性影响因素中的 7 个因素，其次是文化程度、网络使用年限和健康状况。此外，通过对用户个体差异的分析可以发现，健康网站可用性影响因素中的网站可信性和网站信息内容质量两个方面的个体差异最大，易受到不同个体因素的影响。

（4）在对健康网站可用性影响因素分析的基础上，构建出了健康网站可用性测评指标体系。构建核心思想主要是借助影响因素结构方程模型的影响效应和模糊综合评价方法作为计算不同指标的权重的方法。此外，还对相关的健康网站案例进行了测评，得出不同的网站之间的可用性的区分度较大的结论，测评效果较为理想。

目 录

第1章 绪论 1

  1.1 健康网站可用性研究的时代背景与研究意义 1

    1.1.1 研究的时代背景 1

    1.1.2 研究的意义 2

  1.2 健康网站可用性研究总体设计 3

    1.2.1 相关概念界定 3

    1.2.2 研究目的与研究框架 4

    1.2.3 研究方法 5

    1.2.4 研究价值 6

第2章 研究现状与述评 8

  2.1 网站可用性研究现状 8

    2.1.1 网站可用性影响因素 8

    2.1.2 网站可用性测量维度的相关研究 10

    2.1.3 网站可用性测评方法研究 12

  2.2 健康网站可用性研究现状 14

    2.2.1 健康网站质量评价标准研究 14

    2.2.2 健康网站可用性影响因素研究 16

    2.2.3 健康网站可用性测评研究 18

  2.3 研究小结 19

第3章 健康网站可用性影响因素理论分析 21

  3.1 理论基础 21

    3.1.1 可用性理论 21

    3.1.2 信息构建理论 23

    3.1.3 人机界面设计理论 25

    3.1.4 以用户为中心的设计 27

  3.2 健康网站可用性影响因素的分析框架 28

    3.2.1 影响因素分析总体框架 28

    3.2.2 影响因素分析框架的不同阶段 29

  3.3 本章小结 30

第4章 健康网站可用性影响因素质性分析 31
4.1 质性研究方法 31
4.1.1 质性研究方法的内涵 31
4.1.2 质性研究的流程 32
4.2 研究设计 32
4.2.1 研究目的 32
4.2.2 样本选择 33
4.2.3 访谈实施与数据处理 34
4.3 结果分析 35
4.3.1 访谈对象基本信息 35
4.3.2 概念列表分析 37
4.3.3 影响因素的构成分析 40
4.4 研究结果讨论 53
4.5 本章小结 55

第5章 健康网站可用性影响因素实证研究 56
5.1 健康网站用户信息需求调查分析 56
5.1.1 调查对象和方法 56
5.1.2 调查结果分析 58
5.1.3 结果讨论 60
5.2 健康网站可用性影响因素探索性分析 61
5.2.1 数据描述与质量分析 61
5.2.2 探索性因子分析结果分析 65
5.2.3 探索性因子分析结果讨论 68
5.2.4 影响因素的确定和解释 69
5.3 健康网站可用性影响因素验证性分析 74
5.3.1 样本统计分布 74
5.3.2 可用性影响因素理论模型的构建 76
5.3.3 可用性影响因素理论模型的验证 78
5.3.4 验证性因子分析结果分析 82
5.3.5 验证性影响因子结果讨论 88
5.4 健康网站可用性影响因素个体差异分析 90
5.4.1 分析方法 90
5.4.2 个体差异的结果分析 91
5.4.3 个体差异的结果讨论 98
5.5 本章小结 99

第 6 章 健康网站可用性测评 100

6.1 健康网站可用性的测评指标体系的建立 100
6.1.1 测评指标体系的确定 100
6.1.2 测评方法的选取 103

6.2 健康网站可用性的测评试验 104
6.2.1 测评对象的选定 104
6.2.2 测评结果 105
6.2.3 结果分析与讨论 115

6.3 本章小结 118

第 7 章 健康网站可用性优化策略 120

7.1 增强健康网站的可信任程度 120
7.2 改善健康网站的信息质量 121
7.3 提高健康网站的性能 122
7.4 增加健康网站用户的个性化体验 123
7.5 提高医学专业服务质量 124

第 8 章 已有研究结论与展望 125

8.1 已有研究总结 125
8.2 研究展望 126

参考文献 128

附 录 136

附录 1 健康网站可用性影响因素质性研究操作大纲 136
附录 2 健康网站可用性影响因素第一次调查问卷 139
附录 3 健康网站可用性影响因素第二次调查问卷 143
附录 4 健康网站可用性测评调查 146

后 记 148

第1章 绪论

1.1 健康网站可用性研究的时代背景与研究意义

互联网的不断普及和发展，健康信息在互联网中的丰富程度逐渐得到提高，越来越多的人开始借助网络来获取和使用医学健康信息，来帮助解决自身的健康问题。除了专业搜索引擎外，健康网站逐渐成为用户查找信息和使用服务的重要工具，其对用户的影响也在日益扩大。

1.1.1 研究的时代背景

（1）国内外健康网站的快速发展

中国互联网信息中心 2005 年的数据显示，当时所进行统计的与医学健康相关的网站已达 200 多个[①]，这也是中国互联网调查报告最近一次关于健康网站数量的统计，此后并未对该数据进行统计。近年来，随着各类综合网站不断增设健康频道、各级政府机构、医院网站、大众健康网站等的不断增多，也进一步证明了健康网站的快速发展，而其中许多大众健康网站，更是在各种健康类网站排名中占据靠前的位置，发展势头也是十分强劲，逐渐成为互联网中为公众提供医学健康信息和服务的重要平台。目前，健康网站在提供的信息内容方面十分丰富，内容分类也逐渐趋于细化，如提供保健、儿童健康、各地卫生信息、疾病与症状、药物与药品医疗、生理和心理健康、饮食营养、美容健身等多方面的信息；其信息服务种类和形式也呈现出多样化的趋势，例如在线医生咨询、在线预约挂号、电子商务、互动论坛、健康自测、医学健康个性化信息推送等。健康网站这一媒介已经成为用户获取医学健康信息和服务的主要方式。

（2）健康网站用户急速增长

随着网络成为人们解决日常问题的主要工具之一，越来越多的人开始在网络上寻求医学健康的专业帮助，而健康网站正好可以为他们提供一个解决相应问题的平台，因此，在这个平台上有目的的对医学健康信息和服务进行查找和使用的用户的数量也在不断快速的增长。据 2011 年的《中国互联网调查报告》统计，到 2010 年底，国内使用医学健康相关网站的用户规模已经达到了将近 2 亿人，大约是 2006 年报告所统计的 8000 万人

[①] 中国互联网信息中心.中国互联网络发展状况统计报告（2005/1）[R/OL].[2012-11-15]. http://download.xinhuanet.com/it/document/cnnic15.doc.

的两倍多①。而美国艾瑞咨询公司所提供的 2010 年 6 月统计数据显示，医学健康类网站在当月的访问量排名中，位居第一，且当月访问用户人数已经超过 1.1 亿人②。此外，在 2006 年美国一个名为"互联网与美国生活计划（pew Internet&American Life project）"的调查项目中，有数据显示使用过医学健康信息的用户已经超过了 1 亿人，大约占到了美国网络用户的 80%左右，比 2000 年的相应的统计数据多出了 25%左右③。这些数据充分说明，健康网站已经成为公众获取健康信息和健康服务的重要途径和工具，也在一定程度上反映出健康网站可以借助互联网技术的便捷性为公众提供较好的医学健康信息和相应的服务，从而吸引大量的用户。

（3）健康网站对用户的影响日益扩大

网络医学健康信息不仅在数量上大大增加了，而且对网络用户的影响也越来越大。2005 年 12 月，根据 Pew 调查中心所开展的名为"互联网与美国生活计划（pew Internet&American Life project）"的调查发现：美国使用互联网的用户中，20%的人认为互联网已经在很大程度上改变了他们对医学健康信息的查找和使用的方式④，另外还有大约 70%的用户认为其在网上查询到的医学健康信息改变了他们有关医疗健康的相关决策⑤。随着健康网站中信息内容和信息服务功能的不断丰富和完善，其将会成为用户获取健康信息和相关服务的重要途径之一。Eysenbach 在 2003 年针对互联网健康信息的使用情况进行了调查，调查结果显示：在所患癌症的用户当中，92%的人认为通过使用健康网站所提供的信息和服务有利于他们与医生之间的有效交流和沟通，并且这些信息和服务已经开始逐渐影响了他们在健康和医疗方面的相关计划⑥。

1.1.2 研究的意义

尽管健康网站还在不断的快速发展，健康网站的用户数量也在不断地增长，但是健康网站仍然存在着许多不足，需要面对各种各样的与可用性相关的问题，如一些网站所提供的医学健康信息的可靠性存在问题,网站所提供的导航系统和检索系统易用性较差，用户的隐私保护存在着一定的风险等，这些问题会给用户对健康网站的使用带来不必要的障碍，影响用户体验的效果，甚至降低用户的满意度，同时这些问题也会成为制约健康网站发展的瓶颈。

如何提高用户使用健康网站的效率、提高用户对网站的信任程度和满意程度等，已经成为健康网站设计和运营相关人员不可回避的重要问题，这也是健康网站可用性所要研究的重要课题。因此，从用户的角度系统而全面地探索影响健康网站可用性的各种因

---

① 中国互联网调查报告[N/OL].[2012-05-15].http://www.cnnic.net.cn/research/bgxz/tjbg.

② 艾瑞咨询相关数据[2012-05-11].http://www.cnadtop.com/news/industryVision/2010/7/3Oaf3a460-111d-415f-9e97-cd6660c79f8e.htm.

③ Fox, S. Online Health Search 2006[N/OL]. [2012-09-13]. The Pew Internet and American Life Project. http://www.pewinternet.org.

④ Madden M. Internet Penetration and Impact[EB/OL]. [2012-05-13].http://www.pewinternet.org/PPF/r/182/report_display.asp.

⑤ Fox S, Lee R. The online health care revolution: How the Web helps Americans take better care of themselves[EB/OL].[2012-05-12]. http://www.pewinternet.org/PPF/r/26/report display.asp

⑥ Eysenbach G.The impact of the Internet on cancer outcomes[J].CA Cancer J Clin, 2003（53）:356-371.

素是十分必要的，这也正是本书的重点内容之一。其次，不同可用性水平的健康网站因其提供的信息和服务并非都能保证具有较高的质量，有些信息内容甚至可能会对用户产生误导，因而如何构建出科学合理的健康网站可用性测评方法和指标体系，并以此作为判断医学健康信息内容质量和健康网站水平的依据，也是本书的重点。因而，本书具有一定的现实意义。

从理论和实践方面来看，本书也是具有一定的价值和贡献的。首先，在理论价值方面：目前网站可用性的研究主要集中于电子商务、电子政务等领域，并产生了与这些网站类型相关的网站可用性理论和成果。而关于健康网站的可用性的研究相对较少，与健康网站可用性影响因素的分析以及测评的相关研究成果更是少之又少。因此，本书试图从用户的角度并结合可用性相关理论，探索和分析健康网站可用性的影响因素，并在此基础上对健康网站可用性的测评指标体系进行探讨，从而在一定程度上丰富网站可用性的相关理论。此外，在方法论上，本书通过质性研究对健康网站可用性影响因素进行"自下而上"的探索和发现，并通过定量与定性的方法对影响因素进行了验证和影响力度的分析，可以补充已有影响因素相关研究中按照自上而下或者借助专家或者相关软件进行发现和分析的缺陷，以为定量化的分析和测量相关影响因素提供指标设计依据。因此，本书具有一定的理论价值。

其次，在实践方面，本书所探索的健康网站可用性影响因素及其不同因素的影响程度，以及所建立的测评指标体系，一方面可以为健康网站的建设人员提供改善网站可用性和提高用户满意度的建议，并且为健康网站的评价实践工作提供合理的评价方案和相应的指标体系，从可用性的角度为健康网站的开发和管理工作提供一定的科学合理的参考；另一方面可以为健康信息用户在选择高可用性的健康网站时提供决策依据。因此，本书具有一定的实践价值。

1.2 健康网站可用性研究总体设计

1.2.1 相关概念界定

本书主要涉及可用性、网站可用性以及健康网站等概念，具体界定如下：

"可用性"目前还没有一致的定义，许多专家学者从不同角度提出了"可用性"的定义和概念。"可用性"这一概念最早是由人机交互领域提出的，主要是从信息系统产品开发和设计的角度出发的，指软件产品或信息系统的界面和功能的友好程度，认为友好的界面和功能够改善人们的工作效率。后来，"可用性"的概念被引入到的其他相关领域，尤其在信息管理和图书情报学等领域其内涵和外延都得到了扩大，图书情报学领域中"可用性"的概念主要从信息服务的角度出发，如狄龙（Dillon）和范豪斯（Van House）从数字图书馆的角度对"可用性"进行了探讨，Dillon 认为"可用性"主要是指用户在获取信息这个过程中所表现出来的容易程度[①]，而 Van House 认为"可用性"是一个较宽泛的概念，涉及用户在系统界面、系统功能以及系统内的信息等方面的体验[②]；而乔杜里（Chowdhury）则认为"可用性"是指信息服务方在提供信息过程中所体现出的效果和效率[③]。

"网站可用性"的定义，目前还没有一致的说法。波里斯（Preece）等人提出具有互动性的"网站可用性"主要是指在使用网站过程中，网站功能的易用性、网站内容的易读和易记性、用户的满意度、使用网站的出错率等[④]。美国 usability.gov 网站中对"网站可用性"进行了定义，指出它是一个复合的概念，包括了：用户是否易于理解网站架构和导航、用户是否容易学习网站的用户界面、访问过网站的用户是否可以很快的完成自己设定的任务、用户是否容易记忆网站所提供的内容、用户使用网站过程中的出错频次和严重性、用户对网站的满意度等方面[⑤]。

本书中的"网站可用性"除了包含保障信息易于获取的相关网站技术设计和实施的有效性外，如网站导航系统、组织系统以及标识系统，也包含了反映网站内容方面的一些具体特征，如网站信息的可信性、准确性以及时效性等。

健康网站，在本书中主要涵盖了医院网站、医学科研网站、大众健康网站等。本书将重点分析与一般用户联系紧密的大众健康网站。健康网站的可用性是本书所关注的问题和研究对象。文中多次提到的用户主要指健康网站的访问者或者使用者。

1.2.2 研究目的与研究框架

本书综合采用定性和定量相结合的研究方法分析健康网站可用性影响因素，并以此构建测评指标体系，进行实证测评，为健康网站设计者和相关管理者提供可靠性建议。

（1）研究目的

本书试图通过理论分析和实证分析达到下面三个目的：

一是，从理论分析和质性分析两个角度探索和识别出健康网站可用性的影响因素。通过相应的理论基础，如可用性理论、信息构建理论、人机界面理论以及以用户为中心的设计理念等，已有研究中健康网站可用性的影响因素进行归纳，并在此基础上，采用更接近用户体验的质性方法来对影响因素做进一步的验证和识别，从而初步得出健康网站可用性影响因素的构成。

二是，通过理论分析和实证分析构建出科学合理的健康网站影响因素模型，并探索出不同影响因素对健康网站可用性的影响程度。在质性研究相关结果的基础上，通过两

---

① Dillon A. Designing Usable Electronic Text: Ergonomic Aspects of Human Information Usage[M]. Bristol: Taylor and Francis, 1994.

② Van House N A，Butler M R，Ogle Vetal. User-centred Iterative Design for Digital Libraries [J/OL]. D-Lib Magazine. [2012-07-17]. http://www.dlib.org/dlib/february96/02vanhouse.html.

③ Gobinda G, Chowdhury S. Access and Usability Issues of Scholarly Electronic Publications[A]. //Gorman G E, Rowland F. Scholarly Publishing in an Electronic Era[M]. London, UK:Facet Publishing, 2005.

④ Preece J. Sociability and Usability in Online Communities: Determining and Measuring Success [J].Behavior& Information Technology, 2001, 20（5）：347-356.

⑤ Usability Basics [EB/OL]. [2012-4-11].http://www.usability.gov/basics/index.html.

次较大规模样本数据的收集,利用探索性因子分析对所识别的影响因素做进一步提炼和分析,然后通过验证性因子分析对影响因素进行概念模型的构建和验证,并探索不同因素的影响力度,另外,还通过对样本在影响因素的差异分析,探索用户个体特征在影响因素上的差异,为影响因素的相关研究做进一步的补充和说明。

三是,在所构建出的影响因素模型的基础上,探讨如何建立行之有效的健康网站可用性的测评指标,并结合相关案例的试验测评,为相关人员提供相应的建议。在已有研究的基础上,结合影响因素结构方程模型的路径系数以及综合模糊评价等,对健康网站可用性测评指标体系进行尝试性的构建,并对三个健康网站进行实验性测评分析,最后为健康网站的设计者或者管理人员提供相应的参考建议。

（2）研究框架

基于上述目的,本书的研究路线为理论和实践相结合,具体研究框架见图 1.1 所示:

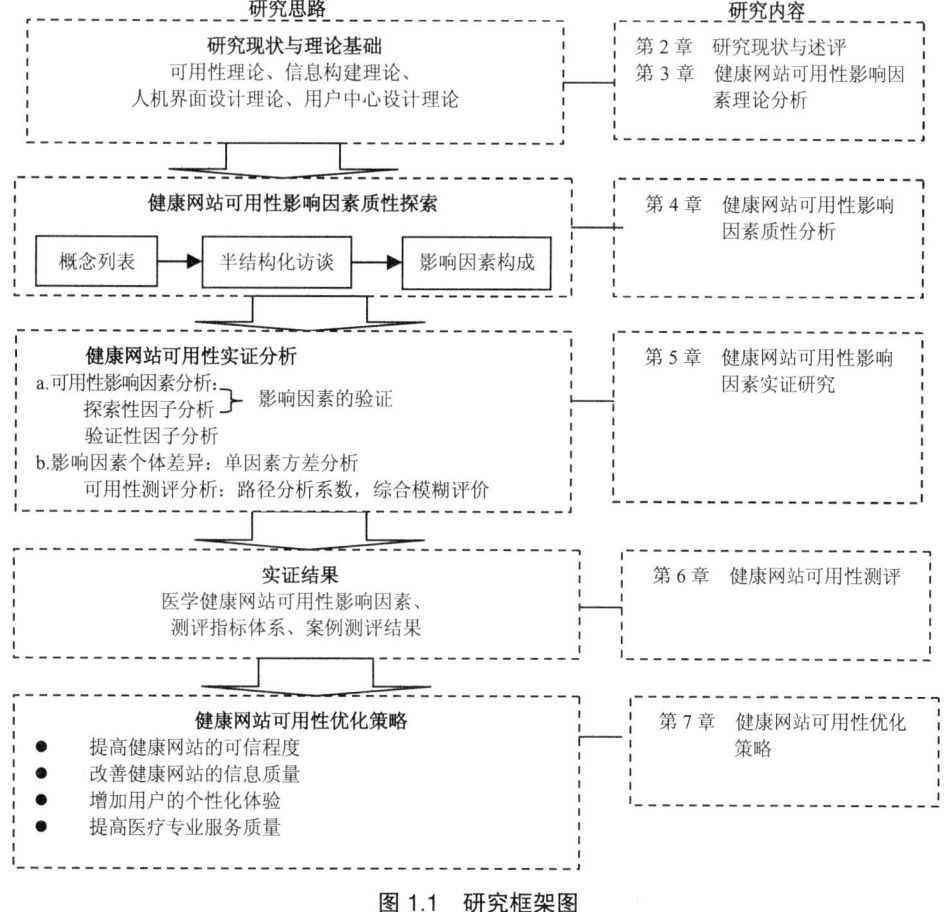

图 1.1　研究框架图

1.2.3　研究方法

为了实现上述研究目的,本书结合了理论分析和实证研究方法,并在实际分析和研究过程中,综合使用定量与定性的方法交叉融合。具体如下:

（1）文献综述：文献综述的目的主要是通过对以往研究的发现和总结，归纳出研究现状，包括相关观点、方法等，并发现研究空白，从而明确将来所要开展研究的目标和内容。为了探索健康网站可用性影响因素及测评的相关研究，在广泛检索和研读相关文献的基础上，本书需要对国内外相关领域的研究成果进行归纳和借鉴，从而为本书提供一定的理论基础。

（2）质性研究中多种分析相结合的方法：包括概念列表法和半结构访谈法等，其中概念列表法用于提取受访者对健康网站可用性影响因素的相关信息，通过对提取的概念进行"自下而上"的编码，从而构建出健康网站可用性影响因素的维度与元素。采用半结构化访谈可以以一种提纲或者粗略的问题来不断地与被调查对象交谈，同时具有较好的灵活性，是对概念列表法的很好的补充。

（3）问卷调查的方法：通过问卷调查的方法，可以在对较大的样本调查资料的分析的基础上，从复杂的现象中发现所要研究的变量之间的关系以及对关键变量的识别等，是本书获取相关数据的重要方法。其中质性研究中的受访者基本信息的收集、探索性因子和验证性因子分析中的相关信息的收集等都采用了问卷调查方法。

（4）多元统计分析方法：其中包括探索性因子分析法、验证性因子分析法、单因素方差分析法。其中探索性因子分析是在获取样本相关数据的基础上，借助 SPSS 统计软件，通过相应的信度分析和因子旋转等方法，对质性分析的结果做进一步的探索。验证性因子分析，在探索性因子分析的基础上，通过采用结构方程模型的方法对所构建的影响因素概念模型进行验证，并探索出不同因素对健康网站可用性的影响力度。单因素方差分析，借助单因素法方差分析方法来分析样本的个体特征变量（包括性别、文化程度、年龄、有无医学背景和健康程度等）在健康网站信息需求方面以及在各影响因素变量上的差异。

（5）案例分析：通过所验证健康网站可用性测评模型，选择具体的健康网站为对象，进行可用性测评的实验分析，并对不同的健康网站进行比较分析。

1.2.4　研究价值

本书主要应用实证分析手段，从用户的角度发现健康网站可用性影响因素，并探索不同影响因素对可用性的影响程度，并在此基础上进行指标体系的构建。其中主要创新之处有：

（1）本书借助质性研究的方法，深入用户体验，对健康网站可用性影响因素进行识别和发现，在可用性研究的方法论上有所创新。本书通过质性研究对健康网站可用性影响因素进行"自下而上"的探索和发现，可以补充已有相关研究中按照"自上而下"（如专家调查等）方式对影响因素的发现和分析，以为定量化的分析和测量相关影响因素提供指标设计依据。

（2）健康网站信息影响因素模型的构建，所构建的模型本身具有一定的创新。在相关理论的基础上，通过定量与定性相结合的方法，在已识别健康网站可用性影响因素的基础上形成相关变量，从而构建出相应的概念模型，并对其进行验证，并对模型中不同因素的影响程度进行分析。所构建的模型在一定程度上丰富了网站可用性的研究理论，其中对模型中不同因素影响程度的分析也在一定程度上弥补了健康网站可用性研究的不足之处。

（3）健康网站可用性测评指标体系的构建过程和方法上有一定的创新性。在健康网站可用性影响因素模型的基础上构建出相应的评价指标体系，其中模型中的路径系数和因子载荷将作为指标权重设计的依据。运用指标体系对选定的健康网站进行实际评价，并对评价结果进行分析。从用户角度出发所构建出测评指标体系是对以往的测评指标体系的较好的补充。

第 2 章　研究现状与述评

2.1　网站可用性研究现状

2.1.1　网站可用性影响因素

用户在访问网站的过程中，不同的网站会给用户带来不同的体验，这就必然影响用户使用网站信息的效率、效果以及满意度，这就直接影响到了网站的可用性。其中影响网站可用性的因素很多，这些因素如果得不到优化很有可能会降低网站的可用性。国内外一些学者对影响网站可用性的因素进行了探索。

（1）网站交互性：网站交互性属于一般网站都具有的特征，是网站可用性组成因素之一，主要指网络用户能够实时与网站进行交流，并能够根据自己需要选择与网站之间的交流方式和服务模式。交互性体现了参与者和网站之间行为和信息的交换。Preece 认为用户与网站交互过程的简单程度及交互过程中的体验是与网站可用性相关联的[1]。Shneiderman 认为网站中如果能良好地实现以下交互动作，如提供有用的回应、提醒工作结束对话的设计、提供错误预防与简单错误处理、允许可逆的动作等，网站的易用程度，甚至可用性都会得到较大的提高[2]。

Agerfalk 和 Eriksson 建议网站在设计时应该切实地考虑网站交互功能是有效和易用的，这些交互功能主要通过信息检索、信息导航等方面来得到体现[3]。Nielsen 通过对一些主流网站内部的搜索引擎进行测试，发现当人们使用内部搜索引擎对他们所在的网站进行搜索时，成功率只有 33%，而深受用户好评的网站也有大概 86% 都出自这些具有搜索成功率的网站[4]，这也在一定程度上说明了网站中的搜索功能或者搜索引擎设计的是否完善会直接影响该网站的可用性。Quesenbery 通过一定的测试发现，网站内的导航系统的设置，如导航链接、菜单和其他相关的导航按钮都会对用户使用网站信息的效率产生影响。当这些导航的设计可以得到较为清晰的表达时，用户在网站中所开展的任务

---

[1] Preece, J., Sociability and usability in online communities: determining and measuring success[J]. Behaviour & Information Technology, 2001. 20（5）：347-356.

[2] Shneiderman B. Designing the User Interface:Computer Interaction[M].Longman: Strategies for Effective Human Inc., 1998.

[3] Agerfalk P, Eriksson O. Action-oriented conceptual modeling[J]. European Journal of Information Systems, 2004. 13（1）：80-92.

[4] Nielsen J, Loranger H, Prioritizing Web Usability[M]. Indianapolis :New Riders, 2006.

必然会花费更少的时间成本[1]。另外，还有一些研究也将信息推送、用户注册等交互功能作为网站可用性的影响因素进行分析[2,3]。

（2）网站信息的可获取性：网站信息的可获取性主要指用户对网站的连续可靠进行访问，直接影响用户获取信息的效率和有效性。雷银芝在论文中从信息获取性的角度提出了决定网站可用性的几个因素，即网站内容的可达性、链接速度、链接效果（链接里是否有断链）等，并分别进行了测试[4]。Jonathan和Neilsen等人分别在各自的研究中提出了链接的有效性以及下载延迟会影响用户获得信息的时间成本[5]。而Greg、Godwin、Pitknow等人也分别在自己的研究中提出网站的响应速度和下载时间是影响网站可用性的因素[6,7,8]。

此外，用户访问和发现网站信息的路径长度会直接影响用户访问与利用信息的效率，网站中的信息路径长度主要通过获取网站中信息的链接层数来反映，已有一些研究表明用户在访问网站信息时，过多的链接容易使其产生信息迷茫，应尽量缩减每个任务需要的屏幕数量和链接层数，节省页面的响应时间和用户的访问时间，从而提高用户获取信息的效率[9]。

（3）网站外观：网站外观涉及网站总体的设计风格、颜色、布局的简洁性等方面。刘杰出等人用丰富和简练的两种不同的网站页面设计风格对用户视觉查询效果在检索时间、满意度以及发生错误的影响进行测试，结果表明丰富的网站页面风格会增加用户查找信息的时间，但网站风格是否丰富不会影响用户的出错和满意度[10]。葛燕、周容刚等人，对网站界面颜色对网站可用性的影响进行了实验探索，主要采用的是48种基本颜色进行测试，研究结果表明，对于一个操作界面，蓝色、紫色、青蓝色和灰蓝色是测试人员比较喜好的背景色。其中，蓝色是最受欢迎的颜色，紫色、灰蓝色和青绿色的偏好也比较高。前景色测试中表明被测试人员对前景色的偏好受到背景色的影响，其中在前景色中白色、黄色系和绿色系是被测试人员比较喜好的颜色[11]。另外，也有一些研究发现，简洁明了的界面往往能够给用户带来轻松的体验，复杂零乱的界面则容易给用户带来紧张的感觉，从而直接影响其使用网站信息和服务的效率[12]。

---

[1] Quesenbery W. Dimensions of usability. Content and Complexity: Information Design in Software Development and Documentation[A]. proceedings of the UPA 2003 Conference, 2003: 8.

[2] Yeung T, Law R. Evaluation of usability: A Study of Hotel Websites Usability in Hong Kong[J].Journal of Hospitality, 2006（4）:452-473.

[3] Lee M, Boris P.A Behavior Change Model for Internet Interventions[J]. ann. behav. Med, 2009（38）:18-27.

[4] 雷银芝. 政府网站可用性研究——以"首都之窗"门户网站为例[J]. 情报理论与实践，2011（12）：112-116.

[5] Jonathan W. Web site usability, design, and performance metrics[J]. Information Systems Research, 2002, 13（2）:151-165.

[6] Pitkow J, Kehoe C.Emerging trends in the www user population[J], Comm. ACM, 1996, 39（6）:106-108.

[7] Godwin J, Greald P.Factors Affecting E-commerce Web Site Effectiveness[J]. The Journal of Computer Information Systems, 2002（1）：10-16.

[8] Jonathan W .Palmer. Web site usability, design, and performance metrics[J]. Information Systems Research, 2002, 13（2）:151-165.

[9] 董伟，周晓英等.基于用户任务导向的政府网站可用性测评研究[J]. 情报学报，2013（2）.

[10] 刘杰，饶培伦. 针对网页视觉设计的视觉搜索能力研究[J]. 人类工效学，2006，12（6）：1-3

[11] 葛燕，周容刚，林钦等. 年轻学生对计算机操作界面的颜色偏好设置[J]. 人类工效学，2004，10（3）：23-27.

[12] 董伟，周晓英等. 基于用户任务导向的政府网站可用性测评研究[J]. 情报学报，2013（2）.

(4) 网站信息体系结构：信息体系结构，主要指网站中的信息的组织分类结构以及不同信息之间的关联架构。Nielsen 在他的网站可用性相关著作中提到，一个结构良好的网站会在用户需要的时候提供他们所想要的东西，网站要根据自身的目的和方便用户的原则来安排网站信息的体系结构[1]。不同目的的网站可以按照需要和目标用户的特点来设计自身的分类组织体系，以更好地满足用户的需求，如一些学者通过对用户访问网站时的视觉变化、对网速的敏感程度以及对页面信息的记忆习惯和过程进行了实际分析，认为网站中的信息分类和信息排序会对用户访问网站的整个过程产生影响，因此需要根据用户的行为规律或认知能力等来组织网站中的信息，使其有更为合理和人性化地分类和排序，从而提高网站的可用性水平[2]。

此外，信息体系架构还包括信息之间的关联性，也有学者从这个方面探讨了对网站可用性的影响，如 Agerfalk 和 Eriksson 在论文中提到了网站中相关信息之间相互显示，以及它们之间的直接链接，既可以扩大用户查找信息的范围，在提高用户查找信息的速度的同时，也提升了用户使用网站完成任务的效率和体验的满意度，从而也使得网站的可用性水平得到了提高[3]。

(5) 网站的信息内容：网站如果具有高品质的内容，将会大大增加对用户的吸引力，增强用户使用网站的持续性，并在一定程度上弥补该网站在其他形式方面的遗憾[4]。陈晶也在文章中提到，网站的内容会直接反映出网站的整体风格，不同的网站内容会吸引不同的用户，因此只有针对该网站的用户群的需求，才能做到以用户为中心的设计，提高网站的可用性[5]。通过已有研究来看，信息内容的可靠性、实用性、时效性等都是影响可用性的因素，Eighmey 和 Mccord 等人提出网站的页面需要更多的实用性的信息内容，即该信息具有一定的真实性，用户可以通过使用信息发掘出实际的价值，而不是夸大事实，也只有实用性的信息可以吸引用户持续性的对网站进行使用，从而在一定程度上提高信息的可用性[6]。另外，左伍衡、孙优萍在分析旅游网站的可用性评价指标时，提出网站的信息内容的实时性、深度和广度都会影响网站的可用性水平[7]。

2.1.2 网站可用性测量维度的相关研究

可用性的测量维度（Usability Metrics）主要指通过量化的方式来描述和衡量特定信息系统、软件产品以及网站等的可用性程度。目前，在各种可用性研究中使用较多的是 ISO、Nielsen 等提出的一些具体的维度和标准。

国际标准组织针对办公室工作视觉显示终端系统的在人机交互过程，提出了其可用

---

① Nielsen J, Loranger H, Prioritizing Web Usability[M]. Indianapolis :New Riders, 2006.
② 吴丹, 刘国余. 网页可用性及其原则的理解[J]. 计算机时代, 2004（1）：10-11.
③ Agerfalk P, Eriksson O. Action-oriented conceptual modeling[J]. European Journal of Information Systems, 2004. 13（1）：80-92.
④ Nielsen, J. Designing Web Usability[M]. Indianapolis: New Riders, 2000.
⑤ 陈晶. 浅谈 Web 页面的可用性设计[J]; 现代图书情报技术, 2003[1]：46-49.
⑥ Eighmey, J.and McCord, L. Adding value in the information age: Uses and gratifications of sites on the World-Wide Web[J]. Journal of Business Research, 1998,41（3）:187-194.
⑦ 左伍衡, 孙优萍等. 影响旅游网站可用性的主要因素[J]. 浙江统计, 2008（6）：46-48.

性的三个具体维度[①]，即效果、效率以及满意度。

表 2.1 ISO 可用性组成维度

可用性维度	含义
效果（Effectiveness）	用户完成目标或子目标的准确度及完成度
效率（Efficieney）	效果除以完成任务所需花费的心理或身体努力、时间、材料或成本的结果
满意度（Satisfaction）	使用者总体上喜欢或使用上的舒适程度

Nielsen 认为可用性可以包括五个维度：可学习性（Learnability）、效率（Efficieney）、错误率（Errors）、可记忆性（Memorability）和满意度（Satisfaction）。[②]

表 2.2 Nielsen 可用性维度

可用性维度	含义
可学习性（Learnability）	系统应易于学习使用，使得用户可以很快开始使用此系统进行工作。从某种意义上说，可学习性是最基本的可用性属性，大部分人对于新系统的最初体验就是学习使用该系统
效率（Efficieney）	系统的使用应该高效，让用户一旦学会了便可以很快得到最高效能的体现，可以具有更高的生产力水平
错误率（Errors）	系统应该容易记忆，使那些非频繁用户（casualuser）在离开此系统一段时间后，再回到这个系统时仍然能够轻松使用系统，而不需要从头学起
可记忆性（Memorability）	系统应该有较低的错误率，而且没有灾难性错误，让用户使用时不会犯许多错误，而即使犯错也能够很容易恢复。另外，最好避免致命错误的发生
满意度（Satisfaction）	系统应该使用起来令人很愉快，让使用者使用时主观上感到这个系统很令人满意，喜欢使用这个系统

还有不少学者在现有关于可用性相关维度研究的基础上，对网站可用性做出了进一步的研究与探讨，在总结 Nielsen 的可用性测评维度的基础上，Lin 等人在其相关研究中，提出了一个包含七个方面的网站可用性测评维度[③]，具体如表 2.3 所示。

表 2.3 Lin 等人的可用性组成维度

可用性维度	含义
兼容性	对网页操作结果与用户目标预期的相似或者相关的程度
一致性	用户认为网站的设计风格、语言、信息布局、颜色搭配等相一致的程度
可学习性	用户对网站操作进行学习的容易程度
最小的动作	用户可以采用最短捷径或者操作来完成预期目标的程度
最小的记忆负荷	用户所需要记忆内容最少的程度

---

① ISO 9241-11, "Ergonomic requirements for office work with visual display terminals （VDT） Part 11 Guidance on usability," ISO 9241-11:1998[E].

② Nielsen J. Usability Engineering[M]. San Diego: Academic Press, 1993.

③ Lin H, Choong Y, Salvendy G. A proposed index of usability: a method for comparing the relative usability of different software systems[J]. Behavior and Information Technology, 1997（16）: 267-278.

续表

可用性维度	含义
感知局限性	用户感知到的网站的局限性的程度
用户指南	网站为用户提供的帮助是否有用并且是否容易获得的程度

另外,Kirakowskim,Claridge 等人在已有研究成果的基础上,结合问卷的调查,提出了 WAMMI(Web Analysis and Measure Ment Inventory)这一分析网站可用性的量表,其中包括五个具体的组成维度,参见表2.4。

表2.4 WAMMI 的可用性组成维度

可用性维度	含义
吸引力	用户喜欢这个网站,认为使用该网站是愉悦的程度
可操控性	用户认为访问网站的过程是自己控制的程度
有效性	用户认为该网站能满足他们需求的程度
帮助性	用户认为能够帮助他们找到想要信息的程度
可学习性	使用者认为网站操作容易学习的程度

总之,不同的学者和机构给出的可用性维度,都有各自的特点,但基本上也都是从用户的角度出发来进行探索的,这些也都是健康网站可用性测评研究的基础。

2.1.3 网站可用性测评方法研究

可用性测评方法的相关研究也是可用性研究中的重要组成部分。可用性的测评方法有很多种,综合已有文献可以发现,这些测评方法主要可以划分为三类:专家测评方法,用户测评方法,以及自动化测评方法。其中,一是在网站等相关产品的初期设计阶段基于专家的测评,是以主观评价、经验,以及相应的专家准则等作为可用性设计的测评,如启发式、认知过程浏览及行为分析等测评方法;二是在网站等相关产品投入使用后,基于用户的测评,主要是通过让用户参与具体的评价过程,常常采用观察、询问(访谈、问卷)等方法以评估使用者的反应;三是基于软件等工具的自动化测试,通过借助一定的软件工具,对网站可用性各种指标直接进行测评,如 html 规范、眼动测试、无障碍测试等。

(1)有不少学者提出了基于专家的可用性测评方法,该方法主要借助可用性相关专家的经验来进行测评。其中尼尔森和默里奇等学者提出了启发式测试的方案,其核心思想就是使受邀的系统可用性评估专家或者系统工程师等在测试和使用完相应的交互系统或者界面后,利用他们相关的专业经验提出自己的看法并做进一步评价的过程,他们认为该方法比较适用于可用性设计的前期或者中期[①]。另外,Clayton 等人也提出了类似的认知过程浏览法,该方法通过邀请同行设计专家或者具有代表性的用户来共同认识产品,并使用产品完成相应的任务测试,从而给出相应测评说明的过程,他认为该方法应该在设计者完成了原形设计后或者对产品的设计有了详细方案后才开始实施,与尼尔森等人

---

① Nielsen J. How to conduct a heuristic evaluation [EB/OL].[2012-06-12]. http://www.useit.com/papers/heuristic/heuristic_evaluation.html, 2001,10.

的启发式测试不同的地方在于，Clayton 认为可用性的测试不应该仅有专家的意见，还应该包含用户的建议作为参考[①]。此外，Lewis 和 Polson 等人根据一定的实践经历提出了认知走查法；Card 等人也提出了行为分析法等[②]。

（2）为了对网站的可用性程度有一个更为客观与清楚地认识，一些学者从用户的角度，提出了基于用户的可用性测评方法，这种方法更多的是以度量指标和定量调查的方式为基础。另外，Nilesen 在其可用性专著《可用性工程》中，也从基于用户测评的角度汇总出了绩效度量、实际观测、调查访问等可用性测评方法，并分别对不同方法的特点进行了深入分析[③]。常金玲、夏国平等人选取 5 家国内公司 B2C 电子商务网站，以 Microsoft 公司的可用性指南（MUG）作为评价基础，采取用户对指标进行评分的方式来评估这些网站的可用性[④]。

（3）基于软件等工具辅助的测评方法也是可用性测评方法的重要补充。如美国国家标准及技术研究所开发的 WebMetrics 套件和 NetRaker 公司开发的 NetRaker 套件就是两个比较重要的可用性测评软件，其中 WebMetrics 套件可以通过对网页的代码、插件以及网站相应的参数进行测试从而发现可用性的不足；而 NetRaker 套件主要是通过对用户的预期和反馈进行分析，来发现网站可用性所存在的相关问题。两种工具存在一定的互补性[⑤]。此外，还有一些网络在线的可用性测试工具，如 Bobby、Achecker 等也常常作为辅助工具被一些学者采用进行网站可用性测评研究。李广建等人在对国内外网站可访问性的法规与标准以及相关评价研究进行综述的基础上，利用 Achecker 在线软件工具对 4 个公认的世界城市和我国北京、上海的政府网站进行基于 WCAG 2.0（网站内容可用性指南）级别 A 标准的可访问性检测[⑥]。雷银芝以"首都之窗"为研究对象，通过一系列在线可用性测试工具，如 WAVE、Internet Supervision Url Check 以及 Juiciy Studio Readability Test 等分别多网站的可达性、网站的速度、网站内容可读性等对该网站的可用性进行测试，发现该网站可用性差是造成目前"首都之窗"利用水平不高的主要原因。并提出要将以用户为中心的设计方法、网站可用性指南、以及相应的可用性评估方法引入到政府网站可用性建设中，进而提高政府网站的可用性水平[⑦]。

总之，以上三个不同角度的可用性测评方法，具有各自的特点。一些学者也对不同方法的有效性进行了评价研究，如 Jaeger 从实证的角度比较了专家分析、自动化测评、用户测评等方法，提出从用户的角度进行测评的方法能够反映出更多的可用性相关问题的细节，而对用户行为进行的测试则更能体现出可用性所存在的客观性的问题，因为用户行为是对真实行为的记录，而不是设计者或专家的主观认识。并且他认为通过借助用户调查的定量分析，可以为网站的可用性分析带来更为客观的依据与便利，是可用性从

---

① Clayton L, John R. Task-centered user interface design: a practical introduction [M]. Colorado: University of Colorado, 1994.
② 刘颖. 人机交互界面的可用性评估方法[J]. 人类工效学，2002.6（8）：35-37.
③ Nielsen, J. Usability Engineering[M]. San Diego: Academic Press, 1993.
④ 常金玲，夏国平. B2C 电子商务网站可用性评价[J]. 情报学报，2005, 24（2）：237-242.
⑤ Turner, Steven. The NEP Test for Grading web Site Usability[J].Computer in Libraries, 2002, 22（10）：37
⑥ 李广建，王巍巍，杨林. 基于 WCAG2.0 政府网站可访问性评价研究[J]. 中国图书馆学报，2011（6）：27-36.
⑦ 雷银芝. 政府网站可用性研究-以"首都之窗"门户网站为例[J]. 情报理论与实践，2011（12）：112-116.

业者的重要的研究和决策依据[①]。因此，为了能够更加客观的对健康网站可用性进行测评与评价，本书主要在已有可用性测评方法的基础上，结合用户调查的定量分析，从实证的角度对健康网站的可用性进行测评分析，从而构建出相应的评价指标体系，并运用相应的评价方法对健康网站进行测评实践。

2.2 健康网站可用性研究现状

2.2.1 健康网站质量评价标准研究

国外对健康网站的研究开展得较早，其主要研究成果主要集中于对健康网站的评价，其更多是侧重于对信息质量的评价，但这仍属于可用性研究的范畴，因此，这些研究为健康网站的可用性的研究提供了基础。

国外在此方面的研究比国内早一些。Silberg 等学者 20 世纪 90 年代末就开始关注对网络健康信息的评价，他们将网络中的健康信息与传统的纸质健康信息做比较，认为对二者的判断标准基本一致，都要涉及信息来源机构、信息的参考依据、创建日期以及相应的更新周期等[②]。

Hong 等人给出了健康网站评价中的六个关键特征：信息作者身份，信息更新，信息来源，用户评价，统计数据以及隐私保护[③]。此外，Fogg 在其著作中也提出了相关的七个测评标准：第三方评价，医生联系方式，隐私政策，网站承办机构或个人的名称，导航菜单，链接去向以及参考文献[④]。

除了一些学者对健康网站进行了评价研究，还有一些国际上的相关机构也提出了健康网站的评价标准，并且产生了较大的影响，以下为一些具有代表性的机构和他们所提出的标准。

2000 年，美国医学协会（AMA，American Medical Association）根据自身机构网站特点，发布了适用于自己内部网站使用的可用性设计指南，该指南包含四个方面的标准：①内容（Content）：网站拥有人的相关信息、信息更新时间、网站赞助者相关信息、导航、链接、下载等；②广告与赞助（Advertising and Sponsorship）：将广告与有效信息内容进行区分，告知信息的上下文是广告还是提供的有效内容，以免误导用户，造成不良的后果，另外，广告不应该出现在网站主页上等；③隐私和保密（Privacy and

---

① Jaeger P. Assessing section 508 compliance on federal e-government Web sites: A multi-method, user-centered evaluation of accessibility for persons with disabilities[J]. Government Information Quarterly, 2006,23（2）:169-190.

② Silberg W M, Lundberg G D, Musacchio R A. Assessing Controling and Assuring the Quality of Medical Information on the Internet: Caveant Lector et Viewor - Let the Reader and Viewer Beware[J]. Journal of the American Medical Association, 1997（277）:1244-1245.

③ Hong T. The influence of structural and message features on Web site credibility[J]. Journal of the American Society for Information Science and Technology[J]. JASIST, 2006（1）：114–127.

④ Fogg B. Persuasive technology: Using computers to change what we think and do[M]. San Francisco: Morgan Kaufmann, 2003:163.

Confidentiality）：网站有责任将用户隐私政策进行明确，并将它放置在主页或是用户容易获取的地方，并对搜集用户信息的准则进行规定；子商务（E-Commerce）：果网站提供医疗产品等服务，网站应全面地展示各种产品相关信息、广告商信息、付费方式等。

医学网站认证程序（URAC）于2001年左右建立，并根据医学专家、信息专家以及其他相关专家的建议，制定出了8个主要方面的标准，每条标准下设53条细则。其中8个标准包括：信息揭示（Disclosure）、健康内容和服务的提供（Health Content and Service Delivery）、链接（Linking）、隐私和保密（Privacy and Security）、责任说明（Accountability）、政策和规程（Policies and Procedures）、质量监督人员（Quality Oversight Committee）、健康内容与个人健康管理提供者（Health Content and Personal Health Management Providers）。

另外，瑞士的HON（Health On the Net Foundation）组织在所开发的HONcode也是应用较为广泛的健康网站评价工具之一，并被翻译成26种语言沿用至今，该标准到目前为止还在不断进行修正，目前主要包含8个标准，即信息的权威性（Authority）、网站的目的（Purpose of the site）、保密性（Security）、资料必须附上参考文献并注明日期（References and Data）、信息的合理性（Rationality of the information）、详细的网站联系方式（Website contact）、公开的资金来源（Public funding sources）、广告政策（Advertising policy）。

此外，美国的AHRQ、Library of the Health Sciences、MedlinePlus、DISCERN、FDA等都有自己的一套相关标准，具体如表2.5所示。

表2.5 健康网站评价标准列表

标准	具体内容
HONcode	信息的权威性（Authority）、网站的目的（Purpose of the site）、保密性（Security）、资料必须附上参考文献并注明日期（References and Data）、信息的合理性（Rationality of the information）、详细的网站联系方式（Website contact）、公开资金来源（Public funding sources）、广告政策（Advertising policy）
AHRQ	可靠性（Credibility）、内容（Content）、信息披露（Disclosure）、链接（Links）、设计（Design）、互动（Interactivity）、声明（Caveats）
Library of the Health Sciences	准确性（Accuracy（Validity））、权威性（Authority）、更新（Currency）、免责声明（Disclaimer）、链接（Links）、站点目的（Purpose of the site）、易用性（Ease of use）、吸引力（Attractiveness）
URAC	信息披露（Disclosure）、健康内容与服务传递（Health Content and Service Delivery）、链接（Linking）、隐私和保密（Privacy and Security）、责任（Accountability）、政策与规程（Policies and Procedures）、质量监督人员（Quality Oversight Committee）
MedlinePlus	健康内容的权威性与准确性（Authority and accuracy of health content）、网页的主要目的（The primary purpose of the Web page）、网页的有效性与维护（Availability and maintenance of the Web page）、特征（Special features）
AMA	内容（Content）、广告与承办人（Advertising and sponsorship）、隐私与保密（Privacy and confidentiality）、电子商务（E-Commerce）

续表

标准	具体内容
DISCERN	目标明确（Aims clear）、达到目标（Achieve its aims）、相关性（Relevant）、信息来源（Sources of information）、更新（Up-to-date）、诚信与说服力（Honest and informative）、描述每种治疗的疗效（Describe how each treatment works benefits of each treatment）、陈述风险（Describe the risks）等
FDA	网站运营者（Web site operators）、网站的目的（Purpose）、信息内容（Content）、链接（Link）、互动（Interactivity）、隐私保护（Privacy）

此外，还有一些学者从整个健康网站评价出发，提出了相应的指标体系的构建，但这些体系中也涵盖了对可用性评价的内容。如周慧根据科学合理性和简易可行性的原则，讨论了互联网医学信息资源评价的指标体系，其中包含了对可用性评价的相关指标，并提出可以采用相应的数学模型来建立该体系[1]。另外，杨建伟等人从一般普通网站共有的特征以及与康复医学资源共享相关的指标两方面对康复医学资源网站进行了评价体系构建[2]。黄成也针对用户的需求对健康网站的可用性评价体系进行了探索[3]。但这些对健康网站可用性评价的指标体系的构建仍处于理论提出的阶段，并未进行实证的研究，因此这些体系的有效性及可行性还需实践证明。

2.2.2 健康网站可用性影响因素研究

目前，关于健康网站可用性影响因素的成果还比较少，健康网站除了具有一般网站的特点之外，由于其所具有的专业特点，其面向的用户群体也与一般网站的有所差别，因此，除了一般性网站可用性的影响因素外，健康网站必然会受到其他一些因素的影响，一些研究对此也进行了一定的探讨，具体如下：

（1）人口统计学的影响：由于健康网站所面向的对象比较广泛，因此，人口统计学变量往往会成为影响健康网站可用性的重要影响因素。相关的研究主要从年龄、性别、文化程度等方面分析了对健康网站可用性的影响。如 Pak 等人通过调查分析，发现健康网站的可用性程度会受到用户年龄的影响，尤其对 60 岁以上的老年人来说会产生网站可用性的障碍，他提出应该针对不同年龄段来进行网站的设计，以保证较高的网站可用性的总体水平[4]。

（2）网站的可信性：对健康网站的信任是用户有效使用网站的基础，由于医学健康信息与人们的生活和健康息息相关，并会产生一定的影响，直接影响着用户对网站的体验，甚至会成为用户是否会使用该健康网站的前提，因此对健康网站所产生的信任是健康网站可用性的最为主要的影响因素之一。Elizabeth 等人提出健康网站的信任和网站可用性二者存在着互相影响的关系，用户对网站的信任程度越高，其使用的心理和态度会

---

[1] 周慧. 应用数学模型建立医学网站信息资源评价体系[J]. 医学信息学杂志, 2006（3）: 181-183.

[2] 杨建伟, 林岳军. 国内康复医学相关资源网站综合评估与分析[J]. 中国康复医学杂志, 2003（9）: 532-535.

[3] 黄成. 基于非医学专业信息用户需求的我国医学健康网站可用性评价研究——以 10 个我国医学健康网站为分析对象[D]. 重庆: 西南大学, 2008.

[4] Pak R, Price M. Age-Sensitive Design of Online Health Information: Comparative Usability Study[J]. J Med Internet Res,2009,11（4）: 45.

产生积极的转变，从而影响用户的使用网站的效率和效果，同样，网站的可用性也影响着用户对网站的信任①。

另外，通过一些研究可以发现，健康网站的运营机构相关信息、信息来源的标明以及商业化广告等都对健康网站的信任具有相当重要的影响，从而也会影响健康网站的可用性。美国的NCCAM（National Center for Complementary and Alternative Medicine）在提出网络医学健康信息质量评估的10个原则中重点强调了对网站运营者的考察，主要包括对"网站的拥有者信息、赞助者信息、发布信息的目的"的考察，从而在一定程度上帮助用户判断健康网站是否可信②。另外，还有一些研究也指出了健康网站运营机构的具体情况会对网站可用性产生影响，主要可以从"网站是否提供其运营资金的来源、赞助商的联系信息、网站机构所获得的医学专业的权威认证、网站的宗旨和目标"等方面来考察健康网站机构的可信程度③。

在健康网站中对所提供信息来源进行有效和清晰的标明也会直接影响用户对网站的信任和使用。信息来源主要指网站的页面中是否有效地揭示了信息的发布者或者作者。目前，健康网站中所提供的信息是否能够明确和清晰揭示出其来源或者参考文献等，会直接关系到用户对网站的使用，可靠性和专业权威性被认为是信息来源的两个基本属性，与信息接受者对信息的信任程度直接相关，影响用户对信息的接受行为④。来自被认为可靠性和专业权威性很高的信源的信息，会引起网站信息用户态度的积极转变，提高使用效率和满意度；而来自专业性很低的信源的信息，则往往不会引发用户态度的积极转变，甚至会产生消极影响⑤。

另外，健康网站中的商业化广告也会影响用户对网站的信任，根据Seidman对日本网络医学信息现状进行了探讨和分析，发现62%的人认为没有广告的网站可信度高一些⑥，因而健康网站中广告成分的多少会直接影响用户对网站可信性的判断。

（3）信息内容的质量：网站信息的内容是影响网站可用性最为重要的影响因素，尤其是对健康网站来说，清晰、简单和易于获取的信息内容对于那些对健康信息有较大需求的用户而言显得更为重要。Kim和ENG则通过对已有健康网站质量评价标准的研究成果的总结和相关实证研究，认为信息内容的质量、可靠性、准确性、深度、范围会较大程度地影响用户对网站的使用，健康网站的设计者应该更多地从内容入手，进一步提升网站的质量，而健康网站的标准制定也应该更多地从健康信息内容的角度考虑网站评

---

① Sillence E, Briggs P, Harris P. Health Websites that people can trust – the case of hypertension[J]. Interacting with Computers.2007（19）:32-42.
② National Center for Complementary and Alternative Medicine. 10 Things to Know About Evaluating Medical Resources on the Web[EB/OL]. [2012-10-23].http://nccam.nih.gov/health/webresources/#top
③ 黄成. 基于非医学专业信息用户需求的我国医学健康网站可用性评价研究[D]. 西南大学，2008：45-46.
④ Ibelema M, Powell L. Cable television news viewed as most credible[J].Newspaper Research Journal, 2001（1）:41-51.
⑤ Milburn M. Evaluating the Credibility of Online Information: A Test of Source and Advertising Influence. Mass Communication & Society, 1991,16（1）:11-29.
⑥ Tatsumi H，Mitani H. Internet Medical Usage in Japan：Current Situation and Issues[J]. J MedInternet Res.2001,3（1）:12.

价标准的制定①。

此外，信息内容的时效性也常常作为评价健康网站重要的指标之一，并影响着健康网站的可用性，如 Library of the Health Sciences、DISCERN 等都将信息的创建时间、修改时间、更新频率等作为评价指标。信息的准确性、完整性以及其所涵盖的范围等信息的基本属性仍然是影响健康网站信息内容的主要因素。

另外，还有一些学者和机构也针对网站的外观、网站的可获取性、网站信息体系结构等网站可用性因素对健康网站可用性的影响进行了相应研究。网站外观方面，Williams 和 Nicholas 等人在其论文 Surfing for health: user evaluation of a health information website 中提到用户在访问医学信息网站时，其具体的使用过程会受到医学信息网站外观的影响，其中具体因素包括："背景颜色和字体的使用"（与文本能够产生较强对比的背景颜色或者字体设置有利于提高网站信息可读性）；"图表或者其他标识符的使用"（具有简化界面和提高可读性的功能）；"页面长度、布局以及版面风格"（会影响页面下载和阅读的速度）；"使用图片来替代文本"（如果减少图片对文本的替代，会降低用户获得信息的效率）②。网站的信息可获取性方面，一些医学网站评价机构，如 AHRQ、Library of the Health Science、FDA 等都提出将链接的有效性和速度作为评价健康网站是否可用的关键标准之一。网站的信息体系结构方面，Williams 在其文章中也提到了医学信息网站中的链接、图标、多媒体以及文字信息之间的相互关联可以更好地提高用户的使用网站的效率和有效性③。

2.2.3 健康网站可用性测评研究

目前国际上关于健康网站可用性的测评研究成果并不多，基本沿用了一般性网站可用性测评的一些标准进行测评，采用的方法主要是用户调查问卷、网站内容分析等方法。

Zeng X. Parmanto 等人对 108 个健康网站进行了调查，借助网页访问障碍（Web Accessibility Barriers）标准对这些网站的可访问性进行了测评，发现没有一个网站完全符合 WAB 标准，但是有政府资助的健康网站的可访问性要比其他的健康网站要高。此外，他们还发现 WAB 得分高的网站，其受欢迎程度也比较高④。Bartlett 等人为了改善癌症健康网站的可用性水平以及对相关网站的评价，分别从网站的可访问性、个性化、以及可信性等角度对 209 个癌症患者进行了网上调查，发现目前已经有 65% 的癌症患者访问过癌症健康网站，其中 60% 认为访问健康网站比较容易，这些用户中有 76% 喜欢访问更具个性化的网站，59% 的用户认为网站上的信息可以相信⑤。

---

① Kim P, Eng T, Deering M. Published criteria for evaluating health related web sites: review[J]. British Medical Journal , 1999,3（18）: 647–649.

② Williams P, Nicholas N, Surfing for health: user evaluation of a health information website. Part one: background and literature review[J]. Health Information and Libraries Journal, 2002（19）:98-108.

③ 同②.

④ Zeng X, Parmanto B.Evaluation of web accessibility of consumer health information websites[J].AMIA Annu Symp Proc, 2003（1）:743-747.

⑤ Bartlett Y, Selby D. Developing a useful, user-friendly website for cancer patient follow-up: users' perspectives on ease of access and usefulness[J].EUR J CANCER CARE, 2012 ,21（6）:747-757.

国内关于健康网站可用性测评的研究成果也比较少，如李准、赵文龙等人借鉴国内网站评测方法，利用网站内容分析的方法对"健康重庆"官网可用性进行评测，结果表明网站提供健康信息的更新频率低、网站交互性差、网站可信性低等[①]。苏雪梅等人采用模拟测试、问卷调查等方法，通过15个任务的测试，从参与者的反映及具体操作过程中发现了中国疾病预防控制中心网站存在的诸多可用性问题，体现在网站的导航设计、信息检索功能、栏目建设、信息呈现形式、可用性与人性化、排版布局6个方面，并建议中国疾病控制中心网站管理者将以人为本的原则渗透到网站设计的每个环节，以保证网站的有效运行和可持续性发展，通过灵活的技术手段和人性化设计，使用户能够在浏览网站过程中获得积极的用户体验[②]。

2.3 研究小结

综上所述，国外关于网站可用性的相关研究开展比较早，且目前研究的成果也比较成熟，涉及各个领域，且在健康网站的可用性领域也拥有丰富的研究成果，制定出了不少在国际上有影响力的评价标准。而国内在网站可用性方面刚刚起步，仍处于初步发展阶段，在健康网站的可用性测评方面也处于摸索阶段，更多的也是对国外相关研究和评价标准的借鉴。通过对国内外研究文献的讨论和分析发现，国内外对健康网站可用性的相关研究主要还是集中于对测评标准的构建、对测评方法的探讨的研究以及一些相关的实证研究。但是通过对已有文献的分析，在国内外健康网站可用性测评研究中仍存在一些问题：

（1）缺少从用户需求角度发现具有健康网站特点的可用性影响因素。通过对已有文献和研究的分析发现，目前对健康网站可用性影响因素的相关研究中，主要还是借助于已有的一般性网站可用性指标进行得出相应的影响因素，但是很少有研究真正立足于健康用户需求以及健康网站的信息内容和信息服务特点对健康网站可用性的影响因素进行探索，所得出的影响因素也基本上与一般性网站可用性影响因素差别不大，且影响因素不够系统全面。

（2）缺少对健康网站可用性影响因素的影响程度的研究。通过对已有研究的分析，发现探讨不同影响因素对健康网站可用性影响程度大小的研究较少，这也是探索健康网站可用性的一个研究空白。

（3）健康网站可用性测评标准有待创新。对国内外的相关研究进行分析可以发现，目前存在不少与健康网站可用性测评相关的标准，这些相关标准在内容方面各具特色，侧重点各不相同，但更多的还是沿用一般性网站形式的可用性指标，较少能充分体现健康网站特点的可用性指标，也未能充分反映出用户使用网站的真正体验。

---

① 李准，赵文龙，黄成等. 网站在健康信息传播中的角色价值研究[A]. 华中科技大学同济医学院医药卫生管理学院博士交叉学科创新论坛论文集[C]，2011：166-169.

② 苏雪梅，张群，陈强，等. 基于用户体验的中国疾病预防控制中心网站信息构建问题探讨[J]. 中华医学图书情报杂志，2011（3）：1-4.

通过对以上研究不足的分析，可以发现已有研究主要还是没有真正从用户的角度考虑健康网站可用性的构成和影响因素，其所制定的相关标准也不够客观，未体现出健康网站用户的真正体验，也没有充分体现出健康网站的特点，因此本书在对上述不足进行分析的前提下，结合已有研究的成果，采用质性研究和实证研究相结合分析方法，深入访谈和调查用户，从用户的体验出发来探索和识别健康网站环境下可用性的影响因素的构成，以及不同影响因素的影响力度，为建立更为合理的健康网站测评指标体系提供参考依据，并在一定程度上弥补已有研究的不足。

第3章 健康网站可用性影响因素理论分析

3.1 理论基础

3.1.1 可用性理论

（1）可用性的内涵

可用性研究是在20世纪70年代人机交互领域提出的，最初主要应用于信息系统和软件行业中的人机界面设计，强调通过友好的用户界面改善人机交互的效率，为用户带来更为安全的应用环境和良好的使用体验[1]。

可用性作为一个跨学科研究的热点领域，它与心理学、认知学、人机工程学等学科领域有密切联系，其学科交叉的特性使得其概念发展呈现多元化和边界模糊的特点，甚至成为"一个难以捉摸、内容宽泛并且复杂的概念"，[2]而这种概念上的模糊不清又进一步导致研究实践的开展困难重重。正如学者Seffah所说，可用性"既可以用来描述用户表现、用户满意度、系统易学性，也可以用来同时描述这三者，这使得精确地测量可用性变得十分困难"[3]。因此，可用性的具体定义一直是可用性研究者所关注的焦点问题之一。Shackel和Gould等人是较早提出可用性定义的学者。Shackel认为，可用性是指相应的技术能力可以很容易地被接受过特定训练的使用者简单且有效率的进行运用，并且可以利用该技术能力在特定环境下完成特定任务的能力[4]。Gould和Lewis等人也认为可用性主要强调用户对信息系统接受、适应以及熟练使用过程中的容易程度[5]。

此后，Nielsen从用户体验的角度出发，认为可用性就是信息系统的良好体验程度，

---

[1] Bevan N, Kirakowski J, Maissel J. "What is Usability?"[A]. Proceedings of the 4th International Conference on HCI, 1991: 12-20.

[2] Sears A. Introduction: Empirical Studies of WWW Usability[J].International Journal of Human-Computer Interaction, 2000 (12): 167-171.

[3] Seffah A, Metzker E. The Obstacles and Myths of Usability and Software Engineering [J].Communications of the ACM, 2004, 47 (12): 71-76.

[4] Shackel, B. Human factors for informatics usability[M]. New York: Cambridge University Press, 1991.

[5] Gould J, Lewis C. Designing for usability: Key principles and what designers think[J].Communications of the ACM, 1985 (3):300-311.

包含了易学性、易记性、交互效率、出错频率以及满意度[①]。国际标准化组织（ISO）在ISO/DIS9241-11标准中指出，可用性是特定用户在特定的环境中完成具体任务时，交互过程的有效性，效率和用户满意度[②]。Nielsen等人对可用性概念的定义又把人这一因素的重要性提升到了一个新的高度，突出了人在与机器交互中的中心地位。此外，对可用性的定义，我国学者也总结出了一些观点。如常金玲认为可用性是从用户的角度所感受到的特定产品是否满足有效、易学、高效和令人满意的质量指标[③]。

（2）网站可用性概述

网站可用性的研究开始于20世纪90年代初，Jakob Nielsen在系统可用性研究的基础上，最早提出了网站可用性需要注意的细节问题和出现频率最高的10个可用性错误[④]，这同时也是网站信息可用研究的开端。Huang指出，网站可用性研究重要的原因有如下几个方面：一是在网络环境下，用户切换站点非常容易，为了让用户保持对网站忠诚度，网站可用性必须满足用户需求，二是网站较好的可用性会对用户产生积极影响；三是网站作为用户与组织互动的接口，网站良好的可用性可给用户留下好的印象[⑤]。

在已有研究成果的基础上，一些学者开始对网站可用性的内涵和定义进行探讨。如Nah和Davis等人在Nielsen等人研究的基础上，从用户的角度对网站可用性进行了定义和描述:使用者在特定的网站上找到他们的路径的能力，找到期望的信息和知道接下来该做什么，最后是用最少时间和精力来完成这些活动[⑥]。Preece等人提出具有互动性的网站可用性主要是指在使用网站过程中，网站功能的易用性、网站内容的易读和易记性、用户的满意度、使用网站的出错率等[⑦]。美国usability.gov网站中对网站可用性进行了定义，指出它是一个复合的概念，包括用户是否易于理解网站架构和导航、用户是否容易学习网站的用户界面、访问过网站的用户是否可以很快的完成自己设定的任务、用户是否容易记忆网站所提供的内容、用户使用网站过程中的出错频次和严重性、用户对网站的满意度等方面[⑧]。

此外，网站可用性的研究内容主要涉及电子商务网站、电子政务网站、以及图书馆网站等。对健康网站可用性的研究比较少，根据对相关定义的理解和分析，由于健康网站的用户需求、行为以及网站环境的一些特殊因素的影响，其可用性也必然会产生自身的一些特征和不同的影响因素，其可用性的测评维度和具体的指标也必然有其自身的特

---

① Nielsen, J. Usability Engineering[M]. San Diego: Academic Press, 1993.

② ISO 9241-11, "Ergonomic requirements for office work with visual display terminals （VDT） Part 11 Guidance on usability," ISO 9241-11:1998[E].

③ 常金玲，夏国平.B2C电子商务网站可用性评价[J]. 情报学报,2005，24（2）：237-242.

④ Nielsen, J. Top Ten Mistakes in Web Design. Jakob Nielsen's Alertbox for May1996[EB/OL]. [2012-05-12].http://www.useit.com/alertbox/9605.html.

⑤ Huang A H. A Research Taxonomy for e-Commerce System Usability[A]. In Proceedings of the 8th Americas Conference on Information Systems. 2002: 638-642.

⑥ Nah F, Davis S. HCI Research Issues in Electronic Commerce[J]. Journal of Electronic Commerce Research, 2002（3）: 98-113.

⑦ Preece J. Sociability and Usability in Online Communities: Deter-mining and Measuring Success [J].Behavior& Information Technology, 2001, 20（5）：347-356.

⑧ Usability Basics [EB/OL]. [2012-4-11].http://www.usability.gov/basics/index.html.

点，这也是本书有针对性地就健康网站这个具体环境进行可用性研究的原因。

可用性理论是本书的基础，本书主要在可用性的基础上进行了一定的拓展，将研究对象从一般的网站深入到相关的专业网站，即健康网站，其中可用性的界定和评价标准同样适用于健康网站的可用性，并且是本书的立足点之一，在后续研究中，对健康网站可用性的影响因素的发现到对相关健康网站的测评，都将会涉及可用性的相关理论，因此，可用性理论也是本书理论分析中的重要组成部分之一。

3.1.2 信息构建理论

（1）信息构建的一般概念

信息构建（Information Architecture，IA）最早是由美国学者沃尔曼在其著作《信息饥渴》中提出的，并对信息构建进行了定义，即如何组织信息，把复杂的信息变得明晰，帮助人们有效地实现其信息需求[①]。路易斯·罗森菲尔德（Louis Rosenfeld）与彼得·莫维尔（Peter Morville）两位图书馆学者在 Wurman 的基础上对信息构建又进行了深入的探索，从而使信息构建在 20 世纪 90 年代末期在国际上得到了广泛的推崇。后来周晓英教授又对信息构建进行了全面的描述：信息构建实质上是对信息环境、空间以及体系结构进行设计，从而满足用户的信息需求的科学。信息构建的过程实际上就是使信息更有利于被用户使用的过程，而如何通过简洁而清晰的界面来使用户更容易获取信息也是它所强调的[②]。

从广义来说，信息构建是一个整理信息，联系信息系统与使用者需求的过程，主要目的是要将信息变成一个有序的并且具有浏览体系的结构。这样的构建过程将使得使用者对信息的内容存取更直接，让使用者的任务更容易完成。信息构建主要由四个部分构成了自身的核心体系，即组织系统、标识系统、导航系统和搜索系统。这四个部分始终在信息构建的过程中缺一不可，其中组织系统主要涉及信息组织的具体工作，如信息内容分类、排序等；标识系统则决定了如何设计和赋予信息所对应的标识符；导航系统则是帮助用户方便地浏览和查找相关信息，并对用户的访问路径进行定位，避免其出现信息迷失；搜索系统的主要作用是帮助用户通过特定的查找策略和方式寻找到相匹配的信息，从而满足不同用户的需求。

（2）网站的信息构建

信息构建思想在网站建设中有着广泛的应用。具体而言，可以在它的指导下建立网站的组织系统、标识系统、导航系统和搜索系统以及设计控制词汇表等，这样便于形成一个优化的信息空间，让网站中的信息有用和可用；还可以在它的指导下，利用一定的方法和工具，形成网站建设的策略和设计过程，这样便于建造一个具体网站[③]。

网站信息构建不仅是一项综合方法和技术，更是一种理念。一些学者从偏向于技术的角度对网站信息构建进行定义，如"信息构建主要指借助图形设计、可用性工程、用户经验、人机交互、图书馆学信息科学（LIS）等的理论方法，在用户需求分析的基础

---

① 沃尔曼. 信息饥渴—信息的选择、表达与渗透[M]. 李银胜（译）. 北京:电子工业出版社, 2001.
② 周晓英. 基于信息理解的信息构建[D]. 北京: 北京大学, 2003.
③ 周晓英. 政府网站信息构建的特点：加拿大政府网站案例研究[J]. 情报理论与实践, 2008（1）：51-54.

上，组织网站信息、设计导航系统、标签系统、索引和检索系统，以及负面内容布局，帮助用户更加成功地查找和管理信息"[1]，这种观点虽然也在强调用户的需求和体验，但主要的侧重点仍是实现网站信息构建所需的技术和方法。网站信息构建的相关技术十分关键，是信息构建的基本前提条件之一，但是信息构建更重要的体现应该是一种以用户为中心的设计和服务理念，强调用户在使用网站过程中的及时、高效和便捷的体验过程。因此，这就要求在网站信息构建的整个过程中，都需要坚持"以用户为中心"的基本理念，达到用户满意的目标。

（3） 信息构建与网站可用性

信息构建的目的是让使用者与用户容易查找与管理信息，其实也是提高可用性的一种手段与方式。Newman 和 Landay 的研究表明[2]，网站是一个包括内容、导航和外观的多维复合体，如图 3.1 所示。

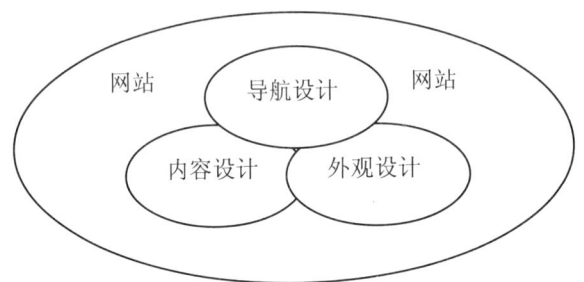

图 3.1 网站信息构建示意图

关于信息构建与可用性的关系存在一定的争议，一些学者认为二者在某种程度上是一样的，其中信息构建中的组织系统、导航系统以及相应的外观设计与可用性所强调的内容基本一致，信息构建中的内容设计也与可用性中所强调的内容维度是一样的，因此二者不存在明显的区别[3]。但也有一些学者认为，二者还是存在区别的，不能混为一谈，他们认为信息构建中的内容设计更强调的是对内容的安排和组织，可用性中的内容维度更强调的是对内容的评价，二者处于网站或者其他信息系统设计的不同阶段，但二者是可以进行相互补充的，二者的目的都是提高网站的有效性，信息构建可以是可用性的依据，也可以是可用性的目的[4]。虽然信息构建与可用性的侧重点和范围有所不同，信息构建更加强调对内容的设计，可用性主要还是强调对已有设计的评价和分析，但二者的目的都是使用户获得理想的使用体验，提高他们的使用效率和效果，因此本书在对健康网站可用性中与信息内容相关的研究中，将综合考虑信息构建和可用性各自的侧重点。

---

[1] 刘记, 沈祥兴. 网站信息构建决定因素分析[J]. 情报科学, 2007 (2): 267-270.

[2] Newman W, Landay J. Sitemaps, story-boards, and specifications: A sketch of web site design practice[A]. In Proceedings of Designing Interactive Systems: DIS 2000, New York, 2000: 263-274.

[3] 同②.

[4] Rosenfeld L, Morville P. Information architecture for World Wide Web. CA: O'Reilly & Associates, 2006.

3.1.3 人机界面设计理论

（1）人机界面的基本内涵

人机界面（Human Machine Interface）是人与机器之间传递和交换信息的媒介，是人与机器进行交互的操作方式，其中包括信息的输入和输出。人机界面学是计算机科学与认知心理学、设计艺术、人机工程学等交叉研究领域。1959 年，美国学者 B.Shackel 从人在操纵计算机时如何才能减轻疲劳出发，提出了被认为是第一篇关于人机界面的人机工程学领域的论文[①]。到目前为止，人机界面学已经成为在理论科学和工程科学中一门重要的学科。

人机界面作为计算机系统或者相关应用产品的重要组成部分，主要包括用户、计算机或其他产品以及外部环境三个组成部分。三个部分相互关联，共同构成了一个完整的交互系统。计算机对借助控制器数据进行处理分析后，通过人机界面将所要传递的信息进行输出，用户通过人机界面利用自身的感官接收信息，并进行相应的决策，然后对所接受的信息通过人机界面进行反馈，计算机借助控制器对反馈信息进行再处理，并与用户进行再次的交互，从而实现在人机界面上的人机交互过程。具体过程如图 3.2 所示。因此，人机界面的主要研究内容就是研究用户与机器之间如何通过显示与控制提高信息交互效率的问题[②]。

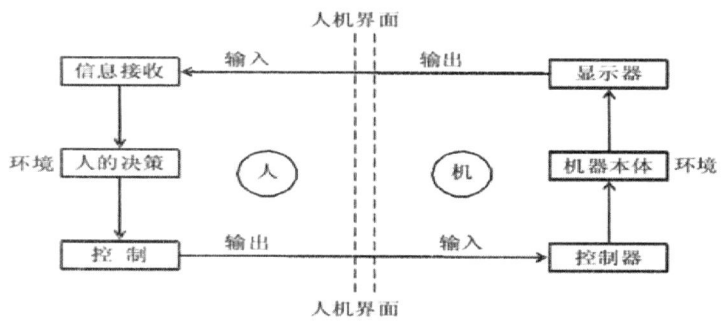

图 3.2 人机界面组成示意图

此外，由于人机界面的内涵具有一定的广泛适用性，所应用的领域比较广泛，因此有不少学者从不同的领域对人机界面进行了相关研究，如 William Arms 在他的专著 Digital Library 中提到，用户界面的设计不仅包括显示信息内容，还要方便用户的使用，包括一些重要因素的运用，例如颜色、字体、图标、菜单的位置和按钮等。Arms 还在文中提出用户界面应该具备反馈机制，包括用户操作的可逆和对错误操作的解释[③]。

（2）人机界面的构成要素

①显示因素

显示因素主要是由文本、按钮、图像、颜色、字体、链接、动画、视频等元素组成。

[①] 李乐山. 人机界面设计[M]. 北京：科学出版社，2004：29.
[②] Norman D. Emotion and design:Attractive things work better[J].Interactions Magazine, 2002（9）:36-42.
[③] William,Y. Digital Library[M]. USA: The MIT Press, 2000.

显示因素具有一定的语言特性，都可用来传达信息，是信息的载体，但不同的显示元素传达信息的特点不同，抽象度越高者信息量就越小和传达信息的精度越高。此外，显示元素还包括了用户界面的总体设计，如界面的尺寸、界面的色彩等。

②交互方式

交互方式是指应用相应的系统，完成用户所设定的任务过程中，用户在操作行为与信息沟通等方面与系统进行交互的情况。系统与用户之间可通过不同的交互方式完成信息的输入、输出工作，但不同的交互方式会带来不同的界面设计要求。常用交互方式有系统的信息查找、导航的提示，用户输入信息、系统信息的输出、错误提示等。此外，人机交互过程中的系统的处理响应时间与显示速率对交互方式的实现与效率会产生一定的影响。

③布局与风格

界面布局（网页设计中称为版式）是指设计者在有限屏幕空间内以某种风格向用户展示交互方式的方法与途径。界面风格是指设计者根据个人审美观、对用户情感和应用软件功能的理解、对工作环境的洞察与感受等，运用独特的艺术手段对特定交互方式所涉及的各种视听元素进行加工而建立起来的自有艺术形式。目前流行的布局与风格有表单、框架、资源管理器等形式。布局与风格是应用软件同用户进行情感沟通的桥梁，它将随社会进步或设计者素质的提高而不断变化，不同的布局与风格也会对界面设计提出不同的要求。

（3）人机界面设计的基本原则

根据以上所提到的一些相关理论，Ben Shneiderman 等人在《用户界面设计》一书中提出了界面设计的 8 条黄金原则，这些具体的原则可以用于大多数交互系统，其中网站也是交互系统的一种，对这些原则也具有一定的适用性。这些原则主要来自于该作者的具体实践经验，需要根据特定的设计领域进行确认和调整，具体如下所示[①]：

①争取保持一致性。即在处理事务动作、菜单或者按钮风格、信息布局、界面颜色、字体等方面应该保持基本的一致性。

②满足普遍可用性的需要。认识到不同用户和可塑性设计的要求，可使内容的转换更便捷。不同用户的年龄范围，认知结构、技术的多样性，这些都能丰富指导设计的需求范围，从而为不同用户提供不同的界面特性，进一步丰富界面设计并提高可感知的系统质量。

③提供信息反馈。对每个用户动作都应有系统反馈。对于常用和较少的动作，其响应应该是适中的；而对于不常用和主要的动作，其响应则应是更多的。

④设计对话框以表示信息交互的结束。可以将人与系统的信息交互行为划分为三个阶段，即开始、中间和结束。一系列交互行为完成后提供一定的信息反馈，可以给予操作者完成任务的满足感、轻松感、给出丢弃他们头脑中应急计划的信号和准备下一系列交互行为的指示。例如，电子商务网站把用户从选择产品一直移送到结账，最后以一个

---

① 施那德曼（Shneiderman. B）等著. 用户界面设计——有效的人机交互策略（第四版）[M]. 张国印等译. 北京：电子工业出版社，2007：17.

清楚地、完成交易的确认页面结束。

⑤预防错误。要尽可能设计用户不能犯严重错误的系统，例如，将不适当的菜单项变灰和不允许在数值输入框中出现字母字符等。如果用户犯错，界面应检测错误并提供简单、有建设性和具体的说明来恢复。例如，如果用户输入了无效的身份证号，他们不必重新输入整个页面的信息，而应该得到指导来修改出错的部分。

⑥允许交互动作的回退。系统应尽可能允许动作的回退操作，这样可以减轻用户的焦虑，因为用户可以知道错误可以得到撤销，而且可以鼓励用户探索不熟悉的选项。可回退的单元可能是一个动作，一个数据输入任务或者一个完成的一系列交互行为等。

⑦支持内部控制点。有经验的用户渴望那种他们掌管系统界面且界面响应他们动作的感觉。他们不希望经常性的交互行为发生意外或者改变，并且会因为比较冗长和乏味的数据输入交互，难以获得必需的信息和不能生成他们希望的结果而感到烦闷。

⑧减轻短期记忆负担。由于人类利用更短期记忆进行信息处理的能力有限（经验法则是，人类能够记忆 5~9 个信息块），这就要求设计人员避免在其设计的界面中，使用户必须记住一个屏幕上的信息，然后在另一个屏幕上使用这些信息。这意味着网站位置应保持可见，多页显示应加以合并，以及应给复杂的交互行为分配足够的培训时间。

网站的界面属于人机界面研究的范畴，网站对信息的输出和用户对信息的输入的过程完全符合人机界面模型所描述的过程，从上述的可用性理论和信息构建理论来看，网站的界面设计是网站可用性的重要组成部分，因此，人机界面理论中所提出的人机界面的组成因素，如显示因素、交互方式、布局与风格同样是网站可用性研究中所需要注意的影响因素。另外，对人机界面设计起到指导作用的上述几条原则进行分析，也可以对健康网站可用性的测评研究提供相应的参考。因此，人机界面的相关理论可以作为研究健康网站可用性的重要理论基础之一。

3.1.4 以用户为中心的设计

以用户为中心的设计（User-Centered Design，UCD），简单来说，就是在进行产品设计时从用户的需求和用户的感受出发，围绕用户为中心设计产品，而不是让用户去适应产品，无论产品的使用流程、产品的信息架构、人机交互方式等，都需要考虑用户的使用习惯、预期的交互方式、视觉感受等方面。以用户为中心的设计强调在整个产品开发过程中要紧紧围绕用户这个出发点，让用户积极参与，以便及时获得用户的反馈并据此反复改进设计，最终满足用户的需求。

以用户为中心的设计和评估最基本思想就是时时刻刻将用户摆在所有过程——从产品生命周期的最初阶段到设计开发阶段以及后期评估、反复设计阶段的首位[①]。以真实用户和用户目标作为产品开发的驱动力，而不仅仅是以技术为驱动力。

古德和刘易斯等人在文章中提出了以用户为中心的原则：①较早的从用户出发进行分析；②多种设计同时进行；③不断进行测试以发现存在的问题；④针对问题进行反复

---

① Jokela T, Iivari N. The standard of user—centered design and the standard Definition of usability: analyzing ISO 13407 against ISO9241-11.Proeeedings of the Latin American conference on Human-computer interaction，ACM.2003（4）：53-60.

设计。通过对这些原则的解读，以用户为中心的设计基本可以分为三个主要步骤：分析、设计和评估。三个部分紧密相联，从第一步骤到最后一个步骤都需要有用户的参与，具体过程如图 3.3 所示。

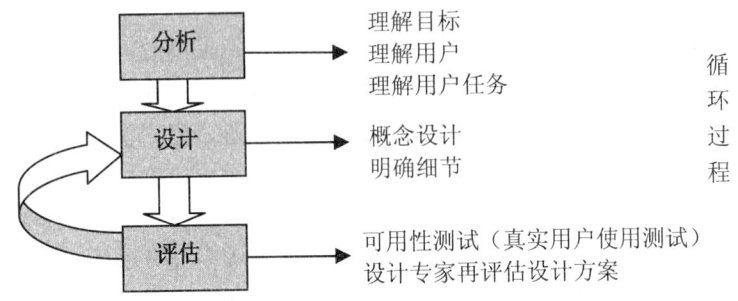

图 3.3 以用户为中心设计（UCD）的设计流程

本书的研究对象是健康网站的可用性，网站可用性的一大特色就在于它和"以用户为中心的产品设计"在思想上是一脉相承的。网站可用性的基本观念就是从网站的设计到网站所提供的信息服务的整个过程中都是以用户的体验为核心的。因此，在本书中，主要是以"以用户为中心"作为研究开展和实施的核心理念，贯穿于本书的自始至终，从对健康网站可用性影响因素的识别，到最后的对健康网站案例的测评试验，都是始终从用户的角度出发的，因此，可以说"以用户为中心的设计理念"是开展本书的重要方法论之一，对本书的每一步开展都具有重要的指导意义。

3.2 健康网站可用性影响因素的分析框架

3.2.1 影响因素分析总体框架

虽然对健康网站可用性影响因素的研究比较少，但国内外对网站可用性影响因素已经有不少研究成果。然而遗憾的是国内外大多研究成果是采取从专家或者个别用户测试的角度去研究，研究方法上并没有采用定量与定性相结合的方法，研究结论也具有较大的主观性和片面性。因此，本书中健康网站可用性影响因素的总体研究框架将主要选取定性与定量相结合的方式对相关影响因素进行研究，其中定性研究主要采用质性访谈的研究方法（质性研究方法的内涵和步骤见 4.1 质性研究方法），定量研究主要采用的是对大样本相关数据的探索性因子和验证性因子分析方法，以及相关的统计分析等。

基于以上总体方法的设计和相关理论基础的提出，本书总体框架的基本思路为：拟定在以用户为出发点的质性访谈研究的基础上，进一步通过定量研究对质性访谈研究成果进行补充和验证，以弥补质性访谈研究的主观性。最终深入识别和验证健康网站可用性的影响因素以及不同因素的影响程度，并在此基础上构建出相应的测评指标，以为今后如何设计和开发"以用户为中心"的健康网站提供理论参考和建议。同时，可以为今后对健康网站可用性的测评工作提供依据。

总体框架主要分为三个阶段：影响因素的识别、影响因素模型的构建和验证、影响因素模型的应用。这三个部分将作为健康网站可用性影响因素的分析框架的核心部分，并在此基础上对具体研究的内容和方法进行合理的展开。如图 3.4 所示。

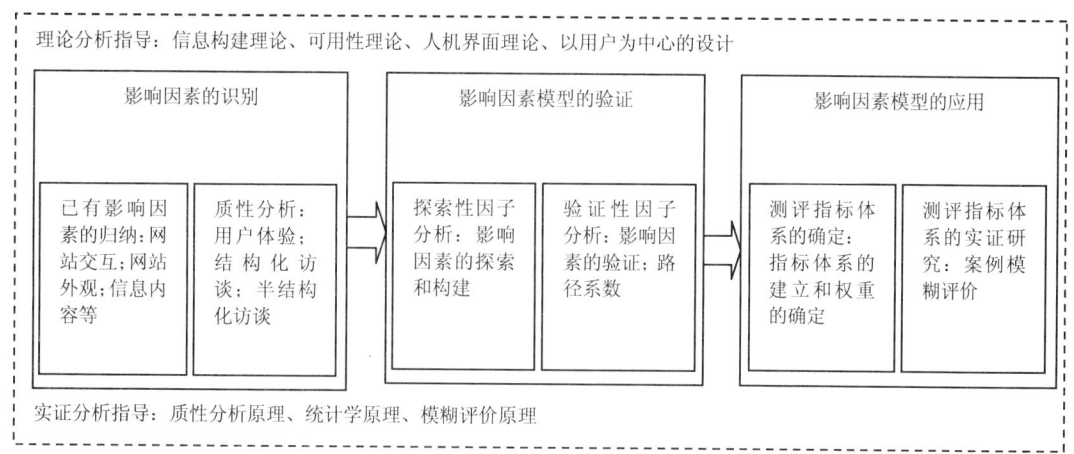

图 3.4　医学健康网站影响因素分析框架

本分析框架的不同阶段都充分以不同的理论为基础而展开的，例如，信息构建、人机界面理论等理论是识别影响因素的理论基础；访谈和量表的设计都充分遵循了以用户为中心的设计理念；结构方程理论、统计学原理以及模糊综合评价理论则是对健康网站可用性影响因素进行验证和实证测评的理论指导。此外，由于健康网站所具有的特点，在第一和第二阶段过程中不仅邀请了健康网站的普通用户参与研究，还邀请了医生、护士等医学专业人士参与了本书，从而保证健康网站影响因素的专业性和全面性。因此本书的分析框架在进行理论分析的同时，结合了实证的研究，并能够较好的贴近和获得健康网站专业和非专业的用户体验，具有一定的合理性和科学性，可以作为进一步研究的分析基础和指导。

3.2.2　影响因素分析框架的不同阶段

（1）影响因素的识别阶段

通过对相关理论的分析和对已有研究成果的归纳推断，从理论层面上对影响健康网站的因素进行分析，并以此作为本阶段中质性分析的基础。质性分析主要是在深入到用户对健康网站使用过程的基础上，以用户的任务导向为依据，通过结构化和半结构化的访谈为方法来获取用户使用网站的体验结果，从而在用户层面上发现影响健康网站可用性的因素。通过自上而下的理论层次的影响因素的分析，可以更有效地从理论上规范用于进一步探索影响因素的自下而上的质性研究，并为后续研究中影响因素的命名提供参考；而自下而上的质性研究可以从用户体验出发，充分体现出可用性的以用户为中心的特点，发现和识别更为具体的影响因素，从而验证和完善已有的研究成果，因此本阶段将从以上两个角度对影响因素进行识别，从而更有效地对影响健康网站可用性的因素进行全面的识别，并作为下一步影响因素探索和验证分析量表的前提和基础。

（2）影响因素的验证阶段

在识别已有影响因素的基础上，通过实证方法来进一步判别影响因素，并对这些影响因素进行验证。通过初始量表进行用户的调查，借助小样本的探索性因子分析来进一步对影响因素进行判别，并根据已有研究的成果、相关理论以及访谈的结果对影响因素进行最终筛选，同时对量表进行修改。随后，进行大样本的验证性因子分析，以判断影响因素在大样本情况下的合理性，建立起基于结构方程的影响因素模型，并对其进行路径系数分析，以此发现各个因素对健康网站可用性的影响程度。

（3）影响因素模型的应用

可以借助所构建的健康网站影响因素模型来对健康网站进行初步的测评。具体方法是，通过对影响因素模型中各个影响因素的影响程度的分析，以路径系数为依据，采用体现用户为中心的原则的客观赋值的方法，从客观的角度初步构建出健康网站可用性的测评指标体系及不同指标的权重。然后，在测评指标体系的基础上，结合可用性中用户体验的模糊特征，使用模糊综合评价方法对所选取的健康网站案例实施测评，并对结果进行分析。

3.3　本章小结

本章对健康网站可用性影响因素可能涉及的几个理论进行了阐述，即可用性理论、信息构建理论、人机界面理论以及以用户为中心的设计等，并分析了上述理论与本书的内在联系和对本书所具有的指导意义。本章还结合已有研究以及相关理论，针对整体研究的思路提出了影响因素的分析框架，并对该分析框架进行了阶段性的划分：影响因素的识别、验证和相关应用三个部分，用以指导本书的整体分析过程。

第 4 章 健康网站可用性影响因素质性分析

尽管有不少研究已经提出一些影响健康网站可用性的因素，但如果从用户对网站使用和体验的角度来分析，这些因素是否就是直接影响了健康网站的可用性，或者是否还存在其他一些以前研究没有发现的因素在影响着用户的使用。本部分主要采用质性研究的方法，通过对健康网站用户进行调查和分析，探索性地发现和识别出健康网站可用性的影响因素。

4.1 质性研究方法

4.1.1 质性研究方法的内涵

质性分析方法是人们认识世界的一种途径或方法，是社会科学研究方法中的重要组成部分。不同学者对其内涵的阐述也是从多个角度出发的。Neuman 认为"质性分析方法是一种避免数字、重视社会事实的诠释[①]。他将质性研究看成是一种对社会事实进行诠释的策略。而 Strauss 认为，质性分析方法的目的不在验证和推论，而是在探索深奥、抽象的经验世界的意义，所以研究过程非常重视被研究者的参与和观点的融入；同时质性分析方法对于研究结果不重视是数学与统计的分析程序，而是强调借由各种资料收集方式，完整且全面性的收集相关资料，并对研究结果做深入的诠释[②]。此外，陈向明认为，质性分析方法是以研究者本人作为研究工具，在自然情景下采用多种资料收集方法对社会现象进行整体性研究，使用归纳法分析资料和形成理论，通过与被研究者的互动对其行为和意义建构获得解释性理解的一种活动[③]。

综合相关文献，可以对质性分析方法的内涵作如下概括：当人们采用这种途径和方法进行研究时，通过在自然状态下进行的观察和访问，用描述性的语言或相关的辅助手段记录、收集资料，用归纳方法对资料进行整理，以了解当事者对事物或现象的理解和看法，对事件或现象的过程做出解释。因此质性分析方法要求研究者在研究过程中必须

[①] Neuman L. Social Research Methods: Qualitative and Quantitative Approaches[M]. Boston: Ally and Bacon, 1997:7.
[②] Strauss, Corbin. 质性研究概论[M]. 徐宗国译. 台北：巨流图书公司，1997：19-20
[③] 陈向明. 质的研究方法与社会科学研究[M]. 北京：教育科学出版社，2000（1）：12.

充分理解社会现象的不确定，对研究对象要有高度的敏锐性，通过与被研究者的密切互动，对社会现象和行为进行全面、深入的理解。

健康网站可用性重点强调的是在网站环境下用户使用各种信息和功能的体验和感触，为了探索出健康网站可用性的影响因素，本书从用户的角度出发，分别对大学生群体、上班族群体以及医疗从业者群体等进行访谈，以了解这些群体对健康网站可用性的理解和看法。在访谈过程中不设置任何前提，尽力将笔者的观点和受访者的观点分割开来，以较为客观的方式来了解这些群体用户的观点。

4.1.2 质性研究的流程

比较规范的质性研究方法流程包括界定研究问题和对象、相关理论探讨、资料收集和整理、数据分析和理论建构、结论与建议。

第一步是界定研究问题和对象。要通过一定的文献理论的综合研究以及一些现象的呈现，通过界定研究对象，发现有价值的研究问题。

第二步是相关理论探讨。通过对大量相关理论和相关领域文献的发现与研读，发现目前所关注研究领域中理论和实践方面所存在的一些理论盲点或者空白。

第三步是数据采集和整理。在质性研究中，需要具备必要的数据集合，其中包括相应的访谈内容记录，相应的文献资料或者视频资料等多种形式的数据集合，从而为以后的资料和数据分析打下基础。在数据采集完毕后，需要对不同的数据进行描述和相应的整理。

第四步是数据分析与理论构建。质性研究方法的核心是数据分析与理论构建过程。在对资料进行整理完成后，就需要对相应的数据和资料进行分析，其中分析的过程实际上就是对数据进行编码的过程。所谓编码是一种把数据分解、提炼并概念化，然后重新整合研究数据构建理论，并不断完善的操作过程。

第五步是结论与建议。运用质性研究中所建立的理论假设或者理论模型，根据研究对象中所存在的问题，提出解决问题的基本方案和相应的对策建议。

本书遵循上述质性研究的流程，首先提出健康网站可用性影响因素的相关研究和理论的基本背景，从而发现相关的空白和盲点，并在此基础上提出质性分析的目的，然后实施质性访谈和相应的数据收集，并采用开放式编码对相关数据进行分析和处理，并借助半结构化访谈来进行补充和完善，最后根据分析结果对所识别的影响因素进行分析。

4.2 研究设计

4.2.1 研究目的

健康网站作为一种专业性的网站，同样具备一般网站的特点，用户在使用健康网站的过程中同样会有使用一般网站的行为和体验，因此，影响一般性网站的可用性的因素同样会影响着健康网站的可用性。作为可用性研究理论基础的信息构建和人机界面理论分别提出了与网站可用性密切相关的四个系统（标识系统、导航系统、搜索系统以及组织系统）和三个组成要素（显示因素、交互方式、布局与风格），这些系统和要素都对一般网站可用性或者是健康网站可用性产生一定影响，可以做为网站可用性影响因素的分析基础，而目前的相关研究所探讨的健康网站可用性的影响因素也基本上是在这些理论的基础上所得出的，主要包括在上文中所归纳的"网站交互性、网站可信性、网站外观、信息可获取性、信息体系结构、信息内容质量"六个方面，这六个方面的因素还基本停留在一般网站的可用性的层面上，并没有充分体现出健康网站可用性的特点，也没有体现出用户在健康网站的不同使用体验，同时说明已有研究并未深入地了解用户在使用健康网站时的真实体验，以致不容易发现更为全面的相关影响因素。

因此，为了弥补已有研究的不足，可以更为全面的发现和识别影响健康网站可用性的因素，本部分的研究将深入用户对健康网站的使用体验，借助质性分析的方法，在已有研究的基础上，重新发现和探索健康网站的可用性影响因素，并以此来丰富已有研究的相关成果。

4.2.2 样本选择

本书主要采用"便利取样"的方式通过熟人介绍和在网络社区发帖招募对本书感兴趣的访谈对象。在选取样本时考虑了同质性和异质性问题，即选取的访谈的样本都是访问和使用过健康网站的用户；异质性则是尽可能地选取不同背景的用户，并选择适当的医疗专业的用户参与访谈，以保证结论可以反映出各个用户的不同情况，并从专业和非专业的两个角度出发以保证研究结果的全面性。关于质性研究的样本数量，理想的情况应以研究者所需的材料或信息达到饱和为界限，不过限于条件，多数情况下研究中的样本数量并不高。McCracken 提出："对于通常的质性研究项目而言，8 个样本即足够[1]"。笔者在 2012 年 8 月发出访谈邀请，最终获得 21 名调查对象。整个访谈持续 2 个月，全部由研究者本人作为访谈员对调查对象进行面对面或者电话形式的访谈。其中，有两名来自中国人民大学的硕士研究生对本书尽管很感兴趣，但由于并未真正使用过健康网站而退出。最终访谈的人数为 19 名。其中样本结构中包含 9 名医疗专业背景的人员（医生 4 人，护士 1 人，医学健康信息中心科研人员 2 人，临床专业研究生 2 人），包含 10 名非医疗专业用户（新闻媒体行业 2 人，IT 行业 2 人，信息管理专业博士生 1 人，公务员 1 人，高校教师 2 人，事业单位退休人员 1 人，地方残联工作人员 1 人）。

在对非医学专业用户的选择上，选择新闻媒体、IT 行业的人员，这个群体由于工作原因对于媒体，尤其是网络媒体接触的较为频繁，且由于工作压力大，常常处于亚健康状态，希望获得更多的健康咨询和服务，是典型的上班族代表，同时他们也是健康网站的主要用户群体之一。高校的教师、硕士生和博士生，这个群体也是接触网络较多的一个群体，同时由于年纪、学历等原因也促使他们越来越重视自身的健康，而且他们也常常热衷于网络上许多关于医学健康的信息，因此也是应用健康网站较为频繁的一个人群。

---

[1] McCracken G. The long interview （Qualitative research methods） [M].USA: Sage, 1988.

另外，选择退休人员和地方残联工作人员，一方面是他们由于年龄较大，或者身体存在一定的问题，对健康的需求要强于常人，且他们也都有经常访问健康网站的经历，是健康网站的用户群体之一，这也可以进一步扩大样本的代表性。

另外，研究者还对医学专业相关人员进行了访谈，以期能够很好地补充非专业用户对健康网站体验的看法，从而能够更为全面的了解和分析健康网站可用性的影响因素。

4.2.3 访谈实施与数据处理

研究过程主要采取问卷调查法、概念列表法、半结构化访谈法来探索健康网站可用性的影响因素。问卷调查法用于提取被调查对象的基本信息；概念列表法用于提取被调查对象健康网站可用性的使用体验相关信息，通过对提取的概念进行"自下而上"的编码探索健康网站可用性影响因素的基本元素，而其中所采用的半结构化访谈可以对概念列表进行相应的补充。

笔者于 2012 年 9 月份通过现场和网上访谈相结合的形式对 19 个健康网站用户进行了访谈，在访谈前对"可用性"的术语进行了解释，使其明白可用性的内涵和概念，从而能够更好地理解和回答笔者所提问题。访谈过程分为四个步骤，可参见附录 1。整个访谈过程以开放式的方式请受访者自由谈论他们使用健康网站的体验和感想，并从中探测出影响他们使用健康网站可用性的因素，以及对健康网站可用性的评价。

笔者根据对 19 个受访者的访谈结果进行了整理，主要剔除与本书无关的一些回答，剔除不够明确的回答。然后对保留的访谈内容主要采用"自下而上"的开放式编码，形成健康网站可用性影响因素的基本体系。开放式编码的过程实际上就是将访谈或其他相应的数据进行重新组合，使相关的内容记录在一定程度上构成联系，从而实现概念化的过程，具体操作过程是根据已有相关理论或者成果对所收集到的数据进行归类，形成一个新的元素，并对该元素做进一步基本维度的探讨的过程。开放式编码的过程是一个"自下向上"进行探索，从"基本现象，到概念元素，再到基本范畴（维度）"的过程并最终形成所需的理论假设[①]。对所归纳出的概念元素的命名，主要来自第二章中对健康网站可用性影响因素相关研究成果的参考，以及笔者和相关专业人士探讨的结果。由于分析过程具有较多的人为操作和分析，因此，分析和归纳的结果具有一定的主观性，但基本可以较准确和全面地反映出所要研究的内容。

此外，为了保证开放式编码的基本信度，笔者请另外一名本专业的博士生帮忙根据访谈结果进行第二次开放式编码的实施。编码者的信度依据以下公式计算得出 $A = M / ((\sum_{i}^{n} N_i) / n)$ [②]。M 是所有编码者对于编码者事件一致的数量；N_i 为分配给第 i 个编码者编码事件的数量；n 为编码者的数量[③]。根据对相关数据的计算，可以得出此次编码的一致性为 90.6%。通过对两组编码结果的讨论后，最终确定了健康网站可用性影响

---

① Michael Q. 质的评鉴与研究[M]. 吴芝仪，李奉儒（译）. 台北:桂冠图书公司，1990：38.

② Kracker J,Wang F.Research anxiety and students' FerceFtions of research: An exFeriment. Fart II. Content analysis of their writings on two exFeriences[J]. Journal of American Society for Information Science and Technology, 2002, 54（3）：295-307.

③ 韩正彪. 我国综合性文献数据库大学生用户心智模型探索性研究[J]. 情报学报. 2013（3）．

因素的编码体系。

4.3 结果分析

4.3.1 访谈对象基本信息

(1) 人口统计学信息

接受访谈的对象一共 19 人,其中女性 11 人,男性 8 人。年龄分布跨度较大,其中 20~30 岁之间有 10 人,30~40 岁之间有 7 人,40 岁以上有 2 人,平均年龄为 33.2 岁。文化程度方面,其中,大专学历 3 人,本科学历 6 人,硕士学历 6 人,博士学历 4 人。职业方面,涉及医学专业、IT 行业、公务员、新闻工作者等多个职业。网龄方面,5~9 年的 5 人,其中网龄 10 年的有 8 人,10 年以上的有 6 人,平均网龄为 10.1 年。

表 4.1 访谈对象基本信息

访谈代码	性别	年龄	文化程度	职业	网龄
F1	男	55	本科	事业单位退休人员	10
F2	女	24	硕士	医学专业硕士生	6
F3	女	24	硕士	医学专业硕士生	6
F4	女	28	博士	情报学博士生	10
F5	男	28	本科	IT 行业	9
F6	女	31	博士	医生	12
F7	女	28	本科	新闻媒体	13
F8	女	29	硕士	医生	10
F9	男	36	本科	IT 行业	12
F10	女	29	大专	护士	12
F11	男	38	硕士	医生	12
F12	男	28	本科	医学信息研究人员	9
F13	男	35	博士	高校教师	10
F14	男	29	本科	公务员	10
F15	女	38	大专	残联工作人员	9
F16	女	48	大专	新闻媒体	12
F17	女	39	博士	医生	10
F18	男	39	硕士	高校教师	10
F19	女	25	硕士	医学信息研究人员	10

(2) 使用健康网站的基本信息

如表 4.2 所示,19 名受访者在使用健康网站的年限方面,主要集中在 1~5 年之内,平均使用年限为 2.6 年。在使用健康网站频率方面,其中有 5 人每周一次或更多的使用健康网站(F1,F8,F10,F13,F19),5 个人每月使用一次健康网站(F4,F6,F9,F14,

表 4.2 受访者对健康网站使用基本情况

受访者代码	健康网站使用年限	使用频次	使用目的	关注的信息
F1	5	每周一次或更多	a,b,d,g	a,b,c,i,f
F2	1	很少使用	a,g,	a,d,i,h
F3	1	3个月之内会使用一次	a,d,f,g	a,d,i
F4	3	每月使用一次	a,c,d,f	a,d,f,g,h
F5	2	很少使用	a,b,f,g	a,b,c
F6	2	每月使用一次	a,c	a,d,e,i
F7	3	3个月之内会使用一次	a,f	d
F8	5	每周一次或更多	a,c,d,f	a,c,d,e,g,h
F9	3	每月使用一次	a,b,d, e	a,b,d,
F10	5	每周一次或更多	a,b,e,f,g	a,d,f
F11	1	3个月之内会使用一次	a,c,f	a,b,d,e,i
F12	5	很少使用	a,c,d	a,d,i
F13	5	每周一次或更多	a	b,i
F14	1	每月使用一次	a,f	b,i
F15	1	很少使用	c	f,i
F16	2	3个月之内会使用一次	a,f,g	a,d,g,h
F17	1	很少使用	a,f	a,e
F18	1	每月使用一次	a,c,d	a,d,e,f,
F19	2	每周一次或更多	a,b,c,g	a,b,c,d,e,h

F18），4个人在3个月之内会使用一次健康网站（F3，F7，F11，F16），还有5个人很少使用健康网站（F2，F5，F12，F15，F17）。从调查中可以大概看出，其中具有医学专业或者职业背景的受访者对健康网站的访问要比其他职业的要频繁。

在使用健康网站的目的方面，几乎所有受访者都出于多个目的来访问和使用健康网站，只有F13和F15只出于一个目的来访问健康网站。另外，"a 了解或查询相关疾病和保健信息"是多数人都会选择的使用目的，只有一个受访者没有选择此目的；其次是"f 与其他用户进行健康方面的交流"，有10个人选择这个目的；8个人选择了"c 在线预约挂号"；有7个人选择了"d 在线咨询医生"和"g 学习专业知识"两个目的；5个人选择了"b 了解医疗健康行业的最新发展动态和相关政策导向"；2个人选择了"e 在线购买医药保健产品"。通过调查可以反映出，目前多数人对健康网站的全部功能不够了解，因此，使用目的主要是信息查找、信息咨询和交流以及利用特定的一些具体的便捷服务，而健康网站上所提供的电子商务目前还没有得到大多数人的深入了解和认可，例如，"我使用健康网站就是去上面看看资料什么的，不知道所使用的健康网站上还可以买东西……"——F2。但也有不少受访者表示在了解了健康网站的电子商务后，以后会去尝试使用。如"今后可以考虑使用健康网站的电子商务，感觉如果购买医药方面产品的话，应该比其他电子商务更加专业一些……"——F7。

在使用健康网站时所关注的信息方面，多数受访者会关注多条医学健康信息，其中"a 特定疾病问题的信息"被选择 15 次，"d 养生保健信息"被选择 13 次，"i 心理疾病问题相关信息"被选择 9 次，"b 医学疗法或手术的信息"被选择 7 次，"e 处方药或非处方药的信息"被选择 6 次，"h 瘦身美容"被选择 5 次，"f 特定的医生和医院的信息"被选择 5 次，"c 新型药品或先进治疗方法的信息"被选择 4 次，"g 医疗保险/医疗补助制度/卫生法规"被选择 3 次，没有受访者选择"j 其他"。其中疾病与保健信息被关注的程度最高，心理疾病问题也是所关注的热点之一，而关于医疗保险和政策方面的信息则被关注程度较低。其中女性受访者对"瘦身美容"关注较多，而具有医学背景的受访者则对处方药相关信息的关注较多。具体如表 4.2 所示。

4.3.2 概念列表分析

19 个受访者一共提供了 237 个词语和短语，平均每位受访者提供 12.5 个，其中 F 提供的词汇数量最少为 9 个；F13 提供的词汇数量最多为 32 个。通过对用户的访谈内容进行开放式编码分析和初步归类可以发现，影响健康网站可用性的因素的维度主要有 13 个，具体包括健康网站的网站可获取性、网站的实用性、信息内容质量、网站外观、信息体系结构、网站可信性、广告、信息阅读、隐私保护、用户交流、网站的交互性、网站专业服务、电子商务。分析过程中对于不同语句的类别划分依据主要参考了"网站可用性影响因素"和"健康网站可用性影响因素研究"两个章节中的相关研究成果，如将"信息搜索、信息导航、用户注册等"归为"网站交互性"主要参考了 Agerfalk 和 Eriksson 等人的文献[①]；网站外观主要参考了 Williams[②]的研究成果，而网站可获取性以及网站可信性等也分别参考了雷银芝[③]、黄成[④]等人的研究成果和相关文献，此外还有一些维度或者元素主要是通过研讨的形式得出，如广告、信息阅读、信息实用性等。

表 4.3 访谈内容的开放式编码

维度	概念元素	语句列表
网站可获取性	网站响应	访问速度流畅；能够链接到外网；网速尚可；有些信息不能下载；网速慢
	不同用户入口	个性化入口比较明显；可以找到适合我的入口；个性化入口的分类不全；应按照性别和年龄段划分；按照疾病进入，如头痛、牙痛等
	获取信息的链接路径	链接的层次太多了；经过访问好几个链接才能发现相关的信息；有用信息链接隐藏的太深
	链接有效性	多数链接可用；存在死链接；绝大多数链接都可访问
	访问途径	可以用手机登录和访问；具有手机定制信息

---

① Agerfalk P, Eriksson O. Action-oriented conceptual modeling[J]. European Journal of Information Systems, 2004. 13（1）: 80-92.

② Williams P, Nicholas N. Surfing for health: user evaluation of a health information website. Part one: background and literature review[J]. Health Information and Libraries Journal, 2002（19）:98-108.

③雷银芝. 政府网站可用性研究——以"首都之窗"门户网站为例[J]. 情报理论与实践, 2011（12）: 112-116.

④黄成. 基于非医学专业信息用户需求的我国医学健康网站可用性评价研究[D]. 西南大学, 2008: 45-46.

续表

维度	概念元素	语句列表
网站的实用性	自我诊断	起到保健作用，起不到治疗作用；诊断作用不大；疾病自查；养生夸大；可以找到比较有用的常见病的治疗方法；提醒健康细节；根据病情原因的列举可以自我诊断
	增长知识	了解和纠正保健误区；疾病治疗参考作用明显；学习到预防疾病的知识；有助于了解医学行业最新进展；提供了一些健康小窍门；能够了解相关药物疗效；懂得很多相关病情信息；有利于改变生活习惯；可以采纳健身之类的建议；了解食品的安全问题
	找到合适的医院、医生	可以找到对应的医院；可以找到对应的医生
	整体使用效果	会推荐给别人用；持续使用；感觉不错；使用起来比较顺畅
信息内容质量	内容的全面性	疾病种类缺乏；症状描述不够；保健信息覆盖范围比较广泛；药品副作用没有交代；内容全面；信息量大；内容松散；有医生的联系方式；治疗方法缺乏根据且混乱；内容系统与全面（从病因、症状、鉴别、检查、医院推荐等内容）；涵盖内容丰富；增加权威医疗机构的医疗进展和科研信息；页面内容丰富；内容过于笼统；并发症没有说明
	内容时效性	具有新闻性；内容新颖性；网页更新速度快；信息时效性强
	内容的重复性	不同的文章具有部分相同的内容；内容存在重复性；网站之间内容重复性大；
	内容表现形式	可以观看视频文件；图片比较清晰地展示了疾病症状；声频或者视频展现；表现得比较生动；动态视频文件清晰展现了相关的医学信息
网站外观	网站页面的颜色、字体	页面令人眼花缭乱；界面色彩过于丰富；网页字体较小；页面信息繁杂；医院、药品、医生的标识设计
	网站页面长度	网页过长；需要滚动多次才能到网页底部
	网站页面整体布局	页面简洁；不喜欢其他网站入目皆是疾病的感觉；栏目多；版面乱；信息堆积；布局合理；页面布局有些拥挤
	页面标题	标题醒目；设计主题不够突出
信息体系结构	信息关联性	疾病与药品相联系；网站中的信息可以做到较好的关联；容易找到其他相关的健康信息；信息交叉链接；信息发散性好；信息得到扩展；找到相关的医生；推荐的医院比较正确
	信息分类	信息分类不明确；疾病分类全面；栏目分类清晰；信息分类清晰；信息分类和归类较乱；主页面信息量过大过细；内容有点乱没有层次；分科不够细；网页信息分类混乱
网站的可信性	网站运营机构声明	比较关注网站机构的资格证书；中立的第三方机构更加可信；合法的营业执照；是否营利性机构；网站建设机构的管理制度；明确网站的使用注意事项；阅读免责声明；需法律法规制度来保证；运营机构的法人代表；网友评价口碑；
	网站信息来源	文章缺乏科学依据或权威性；会关注文章是否署名；根据信息来源选择信息是否可信；没有提供信息的作者和来源；信息来源不明确
	网站排名	网站知名度高可信性高；用户口碑；权威网站排名；
	权威认证	相信权威认证的网站；有药监局的审批文号；需要国家权威或正规医药部门的鉴定与保障；医药信息审核机制；医师资格证书

续表

维度	概念元素	语句列表
广告	广告内容	中立性信息缺乏；减少药品保健品和医疗机构广告；不相信广告信息；感觉是药商牟利行为；内容虚假；具有广告导向性
	广告数量	广告太多；网站充满广告宣传
信息阅读	信息易理解性	信息表述清晰；语言晦涩；病情描述的连贯性强；疾病症状表述的比较清晰；内容理解起来容易；简单易懂
	专业性	要有医学专业背景；具有较强的专业性；科普性强；常识性知识
隐私保护	个人信息提供	缺乏隐私保护声明；害怕隐私外泄；不留个人信息
	隐私政策	网站上有隐私声明；比较详细；位置醒目；找不到；没有发现
	隐私提醒	隐私提醒可以帮助我避免隐私信息的泄露；提醒谨慎输入
用户交流	论坛	论坛开放性很强；论坛中易于找到好的养生经验；很好的交流平台；多和其他用户交流能够获得相关信息；论坛用户很多；可以找到病友；论坛内容陈旧；没几个人发言
	用户评价机制	用户参与对网站的评价；看重有实际生活体验的网友做出的评价；用户打分；绝大多数网友的评价相对客观；参与药品评价；参与医生评价
网站的交互性	信息搜索	搜索之后的信息量覆盖较少；搜索界面醒目；站内搜索不完善；搜索结果少；站内搜索连接了其他专业搜索引擎；可以按照疾病进行搜索；能较快地找到所需要的信息；获取的信息内容不满意；可以很快地找到相关医院；可以根据信息找到相关的药品；站内搜索响应速度；搜索内容少且直接插入广告；搜索栏位于网页的上方很方便；搜索结果复杂繁琐导致难以发现有用的信息；搜索结果中过多的显示博客、论坛信息等内容；搜索结果良莠不齐；关键词搜索模糊；结果反馈满意度低；检索入口不好找
	信息导航	导航不清晰；导航不明确；不易定位自己的位置；导航路径明确；有返回的路径；面包屑导航；导航条位置明显
	用户注册	注册比较繁琐；注册窗口不够明显；会获得更多的信息服务
	信息推送	可以通过邮箱和手机接收到信息；了解到每日网站内容的更新；操作比较简单；可以进行定制；及时了解保健的方法
	信息录入	具有输入错误提醒的功能；信息输入纠错
网络专业服务	健康自测服务	健康网中的自测服务很便捷；所提供的诊断结果可以参考；与身体状况不太一致；测评标准不一；功能单一；结果片面；只能用作参考
	在线医生咨询	互动解答迅速；渴望得到在线医生专业解答；不用面对面和医生交流比较便捷；全面的和医院医生咨询与沟通；一些在线专家给出的答复比较模棱两可；在线答复不可信；交互性良好；反应较快；答复较专业可信；回复的及时性差；回复的针对性不强；能让患者初步、及时了解病情；医生水平参差不齐
	预约挂号	预约挂号响应快速；网上挂号便捷；操作有些繁琐；预约挂号实名制；挂号的医院范围比较广，有我想要的医院
电子商务	产品	药品的正品保障；购物依据用户评价；药品价格感觉更实惠点；害怕药品是假的；我更会相信面对面医生的建议来买药；主要针对医药产品
	功能的开发	没有医药电子商务功能；比较便捷
	易操作性	操作容易；在线支付

4.3.3 影响因素的构成分析

上文中通过对访谈内容所进行的整理，初步得出了影响用户在访问健康网站过程中可用性的一些影响因素，以下将结合半结构化访谈的内容以及相关资料对这些因素的维度和概念元素做进一步的说明和探索。

（1）网站可获取性

从访谈结果来看，影响健康网站的可获取性的因素主要包括链接以及访问方式和速度等。受访者对健康网站的链接的体验主要从链接的有效性、网站的响应、链接路径长度、访问途径以及不同用户入口等几个方面进行了阐述，具体参见表4.4。链接有效性方面，一些受访者认为有效的链接是顺畅访问健康网站保证和基本条件（F3、F6）；还有一些受访者认为链接应该具有一定的扩展性（F8），即可以链接到网站之外其他有价值的资源，可以帮助提升用户查找相关资源的效率和效果；此外还有一个受访者认为链接存在不一致性（F4）。网站的响应方面，主要体现在网站响应时间和内容下载时间，受访者在这个方面观点有一定的分歧，有些受访者认为响应时间无所谓、不会影响什么（F9、F10），还有一些受访者认为响应时间或者下载时间的快慢会影响自己对网站的访问（F3、F11）。链接路径长度方面主要是涉及发现目标信息所经历的链接层次或者路径长度，从一些受访者的观点来看，可以发现链接的长度越长，越会降低他们发现所需信息的效率，进而影响了用户对健康网站的整体体验（F15、F17）。另外，关于访问途径方面，在访谈过程中，一位受访者正在使用自己的手机进行网页浏览，他在接受访谈过程中尝试性地用手机访问了几个笔者提供的健康网站，但结果不太好，于是认为如果健康网站可以拓宽访问途径，如用手机可以流畅的访问会更加方便（F5、F8）。

此外，关于不同用户的入口方面，这也是受访者所关注的一个方面，不同的健康网站对个性化入口的位置和分类都有所不同，例如"39健康网"的个性化入口在主页的左上角，分为男性、女性、老人和育儿。而"健康中国"所设置的个性化导航入口在主页中上部，分为男科、妇科、儿科等。因此，这在一定程度上也影响了受访者的使用，如一些受访者认为：健康网站的个性化入口比较明显，可以找到适当的入口，使用个性化入口很方便（F2）；另外一些有医学相关专业背景的受访者认为个性化入口的分类还是有些不够全面，应该从多方面进行分类，如年龄、性别、病因等（F7）。总之，针对不同用户所设置的通道入口，会直接影响用户的访问效率，帮助用户较快的实现使用健康网站的目标。

表 4.4 受访者对网站可获取性的观点

受访者代码	网站可获取性的观点
F1	网站的速度挺快，还有就是网站的链接都能打开，感觉这些都会影响我对网站的访问
F2	我用的这个网站上有针对老人、儿童和妇女的入口，感觉挺不错的，点进去之后都是比较有针对性的信息，节省了不少查找信息的时间
F3	在访问健康网站过程中，如果有死链接的出现或者访问速度太慢的话，那么我可能会直接放弃使用该网站，选择另外一个网站

续表

受访者代码	网站可获取性的观点
F4	网站访问流畅，比较满意，唯一不足的地方是链接打开后好像不是想要的东西
F5	我用手机访问的健康网站都打不开，不知道是我手机的问题还是网站的问题，我有时不在电脑前面，希望能够用手机也能方便地访问这些网站
F6	感觉所访问的网站都具有比较有效的链接,这样可以较好地让我更顺畅的访问网站
F7	我用的健康网站网络速度挺快，链接也是大部分又有效，感觉网站设置的个性化入口比较方便，但是总是感觉分类不够全面，应该在按照性别和年龄段划分的同时，也可以按照疾病的症状进行分类，如头痛、牙痛等，可以让用户了解这些症状的所对应的疾病和引发原因
F8	健康网站的链接如果可以链接到更多的外网资源，就可以获得更多的相关信息。如果通过手机访问健康网站的链接，会更加方便
F9	访问速度不会太影响自己对健康网站使用，影响自己使用的还是它的内容和服务
F10	网站访问起来还可以，就是网速慢了点，可能是服务器的原因吧，但是能够接受
F11	有些信息不能下载，下载的速度感觉也不快，使用起来有点费劲
F12	网站的响应速度还不错，通过链接都能找到想找到的东西
F13	下载速度有的不行，有些下载不下来。有的需要注册，这样很麻烦
F14	所访问的这个网站，网站的反应速度太慢，我不想访问了
F15	链接的层次太多了，而且死链接太多了，网速也不够快
F16	网站的页面的上端所标出的用户访问入口，比较方便
F17	要经过访问好几个链接才能发现相关的信息，感觉有用信息链接隐藏的太深，我花了很长时间才找到我想要的信息
F18	点击链接，很快出现了我想要的信息
F19	感觉网速如果再快一些，我应该能更快地找到我想要的东西

总之，从概念列表和半结构化访谈结果可以看出，链接的有效性、网站的响应、链接路径长度、访问途径以及不同用户入口都是会在一定程度上影响网站的可获取性，从而影响用户对网站的体验。

（2）网站的可信性

网站可信性是用户选择使用健康网站的基本条件之一，同时直接影响着用户使用网站的态度，19名受访者的访谈结果中都涉及网站可信性的相关方面。网站信息的可信性这个维度主要包含：网站运营机构，网站信息来源，网站排名，权威认证。网站运营机构方面，受访者认为网站机构的性质以及相关的声明会影响他们对健康网站的可信性，一些受访者认为健康网站的运营者如果是盈利机构或者不是专业权威机构，则不太可信（如F7，F18），还有一些受访者也认为网站运营机构对自身情况的明确声明，如对目标、责任以及网站的各种注意事项的明确公开等，则也会影响网站的信任程度（F6）。网站排名和口碑方面，一些受访者提出应该关注网站在互联网中的访问排名，用户的访问量可以在一定程度上客观的帮助判断健康网站的可信度（F5）；还有一些受访者认为，网站用户的公开评价也会对网站的信任程度产生影响（F16）。另外，关于网站信息内容的来源方面，受访者认为医学信息如果具有科学依据会更加可信，而且会关注文章是否署名（F10，F16等）。关于权威认证方面，在访谈过程中有不少访谈者都提到了这个问题，其中 F1、F8、F12、F19 等都认为权威机构的认证是网站信息内容可信的重要保证。此外，还有个别的受访者认为，网站的可信程度并不一定需要机构、管理制度等相关信息的证明，只要网站自身内容具有实用价值，就足够证明其可信（F14）。

表 4.5 受访者网站可信性的观点

受访者代码	网站可信性的观点
F1	需要国家权威或正规医药部门的鉴定与保障
F2	所提供的信息内容有的没有明确的作者，不是太相信
F3	如果承办机构声誉不高，则不会相信这个健康网站
F4	我一定会关注主办的机构，因为这可以让我了解网站的可信度
F5	我会找在一些排名网站中寻找排名比较靠前的健康网站，访问量比较大，说明使用网站的人较多，可信性应该会更高一些
F6	具有明确的目的和责任的网站，应该比较容易让我相信
F7	如果是专业人士或机构承办，会增加我的使用率和对其信任率；反之，会降低我的使用率
F8	基本可信，对于非专业人士，这种信任一方面建立在网站的权威性和公信力基础上，另外，网站针对一种类别属性会提供多种药品给用户进行比较。如果能增加使用反馈，或权威专家意见更好
F9	有的可以相信，有的不敢相信，如果直接粘贴该项药品和保健品的信息，会有广告嫌疑，最好是药品或保健品有药监局的审批文号
F10	总体感觉网站提供的相关信息是否具有科学依据，或权威性，尤其是那些保健、美容类的，总感觉一个网站里有好多种方法，越看越混乱，也就是娱乐下而已，真实生活中不太敢完全接受
F11	只有权威、正规的承办者，才能在一定程度上保证安全、隐私、以及相关信息的权威性和准确性
F12	网站中的信息提供者不知道是否都具有医师资格证书或者其他的资格证书
F13	网站的承办人或者机构的相关声明会关系到查找信息是否具有权威性
F14	我觉得网站的实用性强，就是比较可信的网站，我不会关注机构、制度管理这些方面的东西
F15	引入权威机构评价机制显然是一个很好的方式，可以让我在查找信息过程中更踏实
F16	会参考网站用户的评价，网友的正面评价对健康网站的公信力有影响
F17	感觉网站中关于疾病和药品介绍的信息和自己知道的有一些出入，如果信息源来自权威机构就更好了
F18	建设者是营利性的医疗机构和个人会严重缺乏信任，中立性的机构则更容易使人相信
F19	不会相信，因为不了解其保健和医药信息审核机制

总之，通过对概念列表和半结构化访谈结果可以看出，网站运营机构，网站信息来源，网站排名，权威认证都是判断健康网站是否可信的基本依据，而且从访谈中也可以看出，网站的可信程度会直接影响用户的使用效率（F17），从而在一定程度上影响用户对网站的体验。

（3）网站的实用性

网站的实用性直接关系到受访者使用健康网站的满意度，同时也会影响健康网站的可用性水平。其中有 16 名受访者的观点涉及信息实用性的相关方面。受访者对健康网站实用性的相关观点主要从四个方面体现出来：自我诊断、增长知识、找到合适的医生和医院等、以及整体使用效果。首先，自我诊断方面，一些受访者表示会通过网站所提供的相关信息来了解和分析自身的健康情况，并且其准确程度和参考作用比较明显（F9）；反之，也有一些受访者认为网站所提供的健康信息或者自测工具没有什么实用性，最终还是要去医院（F13）。在增长知识方面，大多数受访者表示可以通过网站获得关于保健、疾病、药品等方面的知识，从而有助于自身的健康，具有较好的实用性（F2、F3、F5、F7等）；还有一些具有专业背景的，如F11和F17认为可以通过健康网站获得业务知识的增长。另外，多数受访者表示通过网站可以找到比较合适的医生或者医院、药品等，对于他们的帮助比较大（F16、F18）。此外，对网站的整体使用效果方面，多数受访者表示所使用过的健康网站主要能起到保健的作用，但不会起到治疗作用，他们的持续使用的意向比较强（F8、F14、F15等），当然也有一些受访者认为对健康网站的体验不够理想，实用性不够，以后可能不会持续使用（F3等）。

表 4.6　受访者对网站实用性的观点

受访者代码	网站实用性的观点
F1	能够指导我平时生活中的一些健康细节，通过这个网站，我能更了解自己的身体的一些情况，还有生病的一些原因
F2	可以帮助了解疾病或养生的一些知识
F3	不太喜欢以前用过的网站，觉得帮助不够大，不知道现在新的健康网站是不是也这样
F5	澄清了很多健康上的误区，提醒了我们很多生活上容易忽略的细节，提供了一些健康小窍门，会很有帮助
F6	对于我接触学习西医比较有帮助，了解西医生理病理
F7	保健养生类信息能给日常生活方式提供必要的指导，但具体病症通过在线咨询后，一般仅作为参考
F8	感觉网站的总体帮助挺大的，比如健身一类的建议，教的针对特定群体或减少某些疾病疼痛的动作，每天坚持学着做做还是挺好的。使用网站，最起码能明确自己要去医院做相关检查，懂得很多相关病情信息，可更深入、全面的和医院医生咨询与沟通，以后会经常使用
F9	根据病情原因的列举或者相关的自我诊断工具可以进行自我诊断，还算比较准确，基本可以起到参考的作用
F11	通过这些网站能够在业务上给我一定的帮助，一些新药品的副作用或者疗效起到一定的参考作用
F12	对于疾病的预防和治疗，网站所给出的指导具有明显的参考作用
F13	虽然这个网站中关于疾病的描述比较具体，但不同的人有不同的情况，真要去诊断疾病的话，我还是会去医院
F14	使用网站让我收获很多，会继续使用，也会推荐给别人
F15	网站还是有一定实用性的，能够起到保健作用，起不到治疗作用
F16	通过网站，我应该可以联系到一些合适的医生和医院，帮助不小
F17	网站所提供的本行业的最新动态感觉对我帮助挺大的，能够及时了解本行业的最新发展
F18	针对我的健康状况，这个网站上提供出了一些应对的药物，还是比较实用的

总之，通过访谈结果可以发现网站的实用性会在一定程度上直接关系用户对健康网站使用的持续性，因此，针对健康网站而言，在对自我诊断、增长知识、找到合适的医生和医院、以及最终的整体使用效果等方面进行不断的完善，有助于提高网站的健康网站可用性水平。

（4）信息内容质量

网站如果具有高品质的内容，将会从较大程度上提升用户的使用体验，从而提高网站的可用性[1]。健康网站同样如此，通过开放式编码和半结构化访谈，可以发现 16 名受访者主要从四个方面反映所使用健康网站的信息内容质量，即内容全面性、内容时效性、内容重复性、内容表现形式。信息的全面性主要指该网站的信息所涵盖的医学健康相关信息的范围是否全面。在访谈的过程中，一些受访者认为健康网站中信息全面性直接关系到他们能否找到自己所需的信息，会影响他们对网站的使用体验，一些受访者表示，所用网站的内容覆盖范围基本符合他们的需求（F2、F5 等），还有一些受访者，尤其是医学专业背景的受访者表示，信息的全面性也是相对而言，有些网站针对患者可能足够了，但是对具有医学专业背景或者具有医学专业知识的用户来说内容还是不够全面（F8、F17 等）。信息的时效性方面，主要指信息发布的及时性和更新的情况。从访谈的内容可以发现，受访者一般会关注信息的创建日期从而判断信息内容的时效性（如 F14、F18 等）。另外，信息内容的重复性也会影响一部分受访者对网站的使用，一些受访者认为内容所具有的重复性会直接影响他们使用网站的效率（F7、F12 等）。此外，通过对受访者的访问内容和概念列表的整理，也可以发现内容的表现形式也会在一定程度上体现信息内容质量水平，这个也是受访者对健康网站使用后所提出的一个感受，从受访者的角度可以看出，通过多媒体等手段（如图片、视频和音频等）可以更好地展示医学健康信息，从而提高使用效率（F13、F15 等）。

表 4.7 受访者对网站内容质量的观点

受访者代码	网站内容质量的观点
F2	网站的内容还是比较系统全面的，包含了从病因、症状、鉴别、检查、医院推荐等内容
F3	信息内容可以通过声频或者视频进行展现，表现得比较生动
F4	信息内容挺丰富的，保健信息和疾病信息都挺广泛的
F5	内容还算比较丰富，能找到我想要的健康信息
F7	看到的内容好多都是重复的，比较浪费时间
F8	内容不够完善，缺乏医生的临床数据和相关实验报告
F9	保健信息覆盖范围比较广泛，但是有些药品副作用交代得不够完全
F11	信息足够丰富。但不够全面，闲来无事看看有好处，但是带着目的来看就显得单薄
F12	部分文章属于同一主题但总是嵌入部分相同的内容，不同的文章具有部分相同的内容
F13	没有只用文字描述网站的信息，采用了多媒体的方式进行展示，如视频和音频，更好的了解了一些健康常识

---

[1] Nielsen, J. Designing Web Usability[M]. Indianapolis: New Riders, 2000.

续表

受访者代码	网站内容质量的观点
F14	网站所提供的保健信息的最新日期是今天,足够新了
F15	图片比较清晰地展示了疾病症状
F16	相关主题内容全面性、内容更新及时性
F17	进入某一个疾病,对患者来说,比较全面,但是从专业领域方面涉及的内容比较浅,有点略显不足
F18	网站内容挺全的,网站的更新速度还是比较快的,我所看到的信息都是比较新的
F19	网站的信息内容具有一定的新闻性,更新速度较快

总之,结合开放式编码和具体访谈内容的分析,可以看出对于健康网站的信息内容质量,受访者主要从内容全面性、内容时效性、内容重复性、内容表现形式四个方面来对此进行衡量。

(5) 网站外观

网站外观往往是用户使用网站的第一印象,也会对用户使用信息的效率产生影响,正如诺曼在《情感化设计》一书中提到:"一个与产品界面相关的实验,实验证明:当对取款机的按钮和屏幕排列的比较美观的时候,即便功能上没有任何的变化,用户都认为更加好用了。这个实验在日本和以色列都取得了相同的结果。在美观的物品上,人们愿意花更多的时间使用或学习[①]。"在访谈过程中,13 名受访者也是比较关注网站的外观,并进行了相关的阐述,认为网站的外观影响了他们对网站的使用和满意程度,在访谈中提到了相关内容。根据已有的访谈内容可以发现其中涉及网站外观的几个方面主要有:网站页面的颜色、字体,网站页面尺寸,网站页面的简洁程度、网站页面标题。在网站页面颜色、字体方面,多数受访者都认为页面的字体大小和颜色的搭配会直接影响他们的视觉体验,其中有些受访者认为颜色的错误搭配会对自己的视觉造成负担(如 F2 等)。页面的尺寸方面,有些受访者表示页面尺寸的长度过长,不便自己的浏览(F11)。关于页面的简洁程度方面,多数受访者认为所使用的健康网站的页面有些复杂凌乱,不易阅读(F5、F8、F9 等);很少一部分受访者认为所使用的网站的页面比较简洁,使用起来方便(F7、F17)。另外,有两位受访者提出了页面标题的相关问题,认为标题的醒目程度,会直接影响他们的阅读便利性(F3、F17)。

表 4.8 受访者对网站外观的观点

受访者代码	网站外观的观点
F2	网页字体较小、界面色彩过于丰富,让眼睛的负担较重
F3	网站中的标题非常明显,能很快对其进行定位阅读
F5	页面布局有些拥挤,看起来不方便
F7	我所使用的网站页面比较简单,内容不太多,看起来还行
F8	页面令人眼花缭乱,感觉整个网站的东西都放在上面了

① 诺曼. 情感化设计[M]. 付秋芳,程进三(译). 北京:电子工业出版社,2005:1-206.

受访者代码	网站外观的观点
F9	个人觉得有些网站的内容主题和布局比较不好,不喜欢网站入目皆是疾病的感觉
F11	网站的字体太小了,而且标题也不够醒目,所以看起来有点费劲
F12	网页过长,需要滚动多次才能到网页底部
F14	网站的背景颜色太过单调,使用起来缺乏生气
F15	医院、药品、医生的标识设计,让我更容易找到信息
F16	版面有点乱,文字的大小有问题,没有突出重点
F17	页面布局较为合理

总之,根据访谈可以发现,简洁的页面布局、合适的字体和颜色、合理的页面尺寸以及标题的醒目程度等都会直接冲击用户的视觉,影响着用户使用网站的态度和心情,最终影响健康网站的可用性。

(6) 网站专业服务

健康网站的主要特点之一,是为广大用户提供具有医学专业的信息服务,通过对受访者的访谈可以看出,比较常用的服务主要包括:在线医生咨询服务、预约挂号、健康自测服务,这些服务基本与目前健康网站中所提供的服务相一致。通过访谈可以发现不少受访者使用网站的其中一个目的是使用上述的一些专业服务,因此,健康网站所提供的这些专业服务的质量会直接影响他们使用体验,并且应该作为健康网站可用性影响因素的维度当中。其中17个受访者都对健康网站的专业服务方面表达了自己的观点。在线医生咨询服务,该项服务是健康网站中所提供的医患双方在网络平台进行互动交流,并为用户提供了在线解决相应医学健康问题的途径。通过对受访者访谈内容的分析可以发现,受访者在使用该项服务时比较关注的是:在线医生的便捷性(F5、F11)和在线医生答复内容的全面性与专业性(F7、F10)。其中,较多的具有医学专业背景的受访者则主要对在线医生答复的全面性和专业性比较关注(F6、F11、F17等)。因此作为健康网站特色服务之一的在线医生咨询服务,其所具有的快捷程度、详尽程度以及专业程度,会直接影响用户对健康网站的使用。

网上预约挂号可以节省患者的进行就医的时间和精力,大多健康网站目前都整合了这项服务,同时也成为用户关注的重要服务之一。其中,一些受访者主要对网站预约挂号操作的简单程度比较关注,认为易操作性是使用该项服务的关键所在(F8、F14),其中网站中所具有的分类挂号方式比较受到受访者的欢迎(F13);还有一些受访者认为预约挂号的实用性也是十分重要的,其中一位受访者提出没有在预约挂号功能中找到合适的预约医院,因此放弃使用了该功能(F18)。因此预约挂号服务的易操作性以及实用性直接关系着健康网站可用性的水平。

健康自测服务,一般的健康网站都会提供简单的健康自测服务功能,是健康网站的专业服务之一,网站可以通过用户所输入的相关数据,如身高、体重等或者通过问题回答的形式对用户的健康状况进行测评,并给出一定的保健建议。一些受访者也对该功能提出了自己的看法,其中一些受访者认为健康自测服务具有较好的便捷性,方便使用(F2);也有一些受访者认为该项服务的功能还不够完善,给出的建议缺乏科学性(F4、

F16)。总之，通过访谈可以发现该功能的设置会在一定程度上影响用户对网站使用。

表 4.9 受访者对网站专业服务的观点

受访者代码	网站专业服务的观点
F1	在线医生的交互性比较好，所提问题大约 1 分多钟就得到了回答。使用了健康自测，感觉还是挺方便的
F2	健康网中的自测服务很便捷，所提供的诊断结果可以参考
F3	我觉得与我的身体状况不太一致，不知道它的测评标准是什么
F4	在线咨询专业性相对较强。健康自测服务的功能有些单一，结果比较片面，只能用作参考
F5	在线医生咨询的回复及时性差，自己无法继续等待
F6	解答问题的医生水平参差不齐，有时候还怀疑该专家不会时刻在线，可能由其助手或实习医生来解答
F7	在线咨询能够提高时效性，但是没有面对面咨询和检查对患者了解的充分
F8	在线医生回答问题速度还可以，比较专业，但是回答有些模棱两可，避重就轻
F9	我也使用了预约挂号，这个健康网站的预约挂号比较便捷，能够节省我不少时间，我会下次考虑使用这个网站的预约挂号功能
F10	在线医生的功能用起来比较好，比较满意，应该也是吸引我使用健康网站的原因之一了。例如，提出了耳鸣的症状询问如何治疗，医生给出的答复还是较专业对症，并且反应速度也是较快的
F11	我观看了往期的在线问答，认为很有帮助，能让患者更加了解病情。这种方式比较便捷，方便了用户
F13	等待的时间较短，医生给出的答复还是较专业可信。预约挂号可以进行分类挂号，比较方便
F14	网站的预约挂号操作比较繁杂，我可能会放弃使用这个服务
F16	健康自测给出的结果有点简单，对健康的参考价值不大
F17	在线咨询所回复的内容大多属于常规治疗，针对性不强，由于在线咨询的局限性，在线医生无法更专业的来深入探讨病情，只能初步让患者及时了解病情，但还是需要到医院进行最终诊断
F18	在使用预约挂号的时候，没有找到合适的医院，所以没有使用这个服务
F19	有助于节省去医院看病的时间，不用面对面地和医院医生交流就能了解自身的病情，有助于保护自己的隐私

总之，健康网站所提供的专业服务是其区分其他一般性网站的特点之一，也是受访者关注最多的因素之一，因此，健康网站的专业服务的水平会关系到用户对网站的体验，进而影响健康网站的可用性。

（7）电子商务

电子商务已经成为人们生活中必不可少的一个环节，在互联网中的地位十分重要。同样，医药产品的电子商务也是健康网站中的一个重要组成部分。但通过访谈可以发现，受访者对健康网站中的电子商务关注度并不高，不少受访者表示不会使用该网站的电子商务，其中只有 7 位受访者在访谈过程中提到了健康网站中的电子商务。通过访谈内容可以发现受访者主要还是对健康网站中是否会提供医药电子商务这项服务的关注（F6，F17 等），对电子商务产品质量的关注（F2）以及对电子商务是否易于操作的关注（F5 等）。

表 4.10 受访者对电子商务的观点

受访者代码	电子商务的观点
F2	网站上的电子商务看着还行，但是我不会去买的，因为我不清楚它上面提供的产品的质量是否过关，我应该会去医院买，这样可以避免上当
F5	网站上电子商务的操作比较容易，和淘宝还有京东的支付方式一样，还可以用支付宝和网银支付，挺方便的，就是担心所买药品的质量问题
F6	健康网站中如果提供医学药品专门的电子商务，会比较好，这样买药更加方便，毕竟网上现在卖药的电子商务还不多
F7	医药电子商务提供的服务应该更专业些，所提供的医药产品肯定比其他电子商务更加的专业些，产品质量还是有待考虑
F9	网站中的电子商务功能还行，容易使用，但主要会关注医学药品的正品保障以及其他相关保障问题
F10	这个电子商务中的药品信息有点复杂，但是一般会通过医生或其他用户评价反映来买些试试。药品价格感觉更实惠点
F17	不知道网站上有电子商务的功能，会尝试使用，比较方便

总之，医药电子商务与一般电子商务功能区别不大，但是用户在电子商务中的购物体验也会直接影响着他们对整体网站的使用。

（8）隐私保护

隐私保护可以保护用户的个人信息不被泄露，也是目前网络中所面临的主要问题之一，健康网站中存在着许多用户的个人健康信息等隐私信息，需要对其进行一定的保密和保护。在访谈过程中，有 10 名受访者对隐私保护表示了关注，并提出了自己的观点。一些受访者认为互联网本身就存在隐私风险，因此不留下自己的信息就可以了，隐私保护的设置不会影响什么（F8）。还有一些受访者在使用网站过程中比较关注网站的隐私保护政策，隐私保护政策的有无及其详细程度，会影响他们对网站的使用（F5、F13 等）。此外，还有一些用户在使用特定网站的时候，提出隐私输入提醒功能是一个比较好的保护隐私的工具，借助这个工具可以较好地避免隐私信息的误填和外泄（F16）。目前该种功能已经在一些较大规模的网站中有所应用，如用户在寻医问药网中申请注册时，在输入一些相关信息时，网站对话框会提醒"输入的数字不要与身份证、电话号码等隐私信息有关"。

表 4.11 受访者对网站隐私保护的观点

受访者代码	网站隐私保护的观点
F1	对于某些疾病来说确实是很好地保护了个人隐私
F2	缺乏隐私保护声明
F3	不留个人信息害怕隐私外泄
F5	没有找到所用网站的隐私保护政策，感觉有风险
F7	隐私提醒可以帮助我避免隐私信息的泄露

续表

受访者代码	网站隐私保护的观点
F8	有隐私保护机制固然不错,但是互联网本身就不存在绝对的隐私,所以无所谓了
F10	网站最好不要求留下个人信息,如果要求也不会留下个人信息
F11	如果网站的隐私保护措施较好,为了健康会留下一些信息
F13	网站中提到了比较详细隐私保护政策,感觉自己的隐私可能会被保护的好一点,应该会更关注和持续使用那些隐私保护措施比较完善的网站
F16	填写个人信息的时候,提醒我需要谨慎,感觉这个挺有助于保护个人隐私的,也更便捷

因此,从受访者的观点来看,健康网站中隐私保护的力度,即隐私保护政策的有无及其详细程度,以及网站隐私保护的相关提醒等,都会影响用户对网站的使用,是提升健康网站可用性的重要因素之一。

(9)信息阅读

信息阅读反映了用户在阅读健康网站信息内容时的难易程度。通过对受访者的访谈结果分析可以发现,主要包括两个方面,可理解性和专业性。可理解性主要是指用户对健康网站内容的全面和真实的认识,一些受访者认为健康网站中语言的清晰程度、逻辑连贯性以及描述方式等方面会影响他们对文字内容的理解程度,从而影响他们对网站的接受和使用(F5,F9、F11等)。关于专业性方面,受访者们主要认为健康网站中的内容不能过于专业,内容的专深程度会直接影响他们的阅读(F3、F7等)。

表4.12 受访者对网站信息阅读的观点

受访者代码	网站信息阅读的观点
F2	普适性信息较多,易懂通俗
F3	内容理解起来容易,但是专业性较强的地方不容易看懂,可能需要有医学专业背景才行
F5	内容表述简洁,表达能力较强
F6	网站上有些关于医学的文章感觉专业性太强了,对于一般人来说有点接受不了
F7	缺少对相关专业术语的解释,没有学习过相关知识还真不好看懂
F9	文章的内容逻辑性较强,但是语言有点啰嗦
F11	缺少对相关病例的描述,如果有对病例的描述,我会更加明白它在说什么
F12	网站的内容感觉逻辑不清楚,看不太明白,影响我的使用
F14	对病症的描述较清晰,比较有层次,容易理解
F15	题目要更有亲和力些,不要太专业化,可能会让我看不下去
F16	普及性知识较多
F18	常识性内容,没有太多专业术语,比较容易阅读

总之,通过对受访者的访问,可以发现多数受访者认为信息阅读的容易程度上会影响自己是否会使用该健康网站的决定,因此,可以看出网站的内容应该根据所面向的对象的特点,在信息内容的可理解性和专业性方面进行相应的设计和控制。

（10）用户交流

通过访谈和概念列表可以发现，用户之间的交流主要可以通过健康网站上的论坛和用户的参与评价来体现。健康网站中的论坛是用户之间交流健康和医疗相关信息的平台。一些受访者认为用户可以通过论坛分享不同的保健和医疗的经验（F8），另外，还有一些受访者提出网站应该允许用户对网站中所提供的各种信息，如药品和医生等进行公开评价，从而了解不同用户所关注的热点，并为他们的决策提供帮助（F4、F14）。

表 4.13 受访者对用户交流的观点

受访者代码	用户交流的观点
F4	可以看到不同网友对网站信息的判断，会关注用户评价比较多的信息，认为绝大多数网友的对网站中健康药品或者相关信息的评价相对客观,对判断信息的可靠性起到参考作用
F5	参与药品评价，参与医生评价
F6	绝大多数网友的评价相对客观
F7	我使用的这个网站所提供的信息不能由用户进行评价
F8	论坛是个很好的交流平台，可以和其他用户进行交流并获得非常好的健康经验
F9	看重有实际生活体验的网友做出的评价
F10	多和其他用户交流，能够获得相关信息
F11	我主要关注用户评价比较多的，要是仅有几个用户就不太容易相信
F14	通过阅读用户的评价，可以对自己的健康决策提供一定的帮助

总之，通过访谈可以看出，论坛和用户参与评价等用户之间的交流的形式体现了网站的开放性，在一定程度上可以提高用户使用网站的积极性，从而提高对用户使用网站的忠诚度和持续性。

（11）网站的交互性

网站的基本交互性是网站提供各类信息和服务的基本条件之一，通过对已有研究成果和访谈结果的相关研讨，信息搜索、导航系统、用户注册以及信息推送四个能够较好反映网站基本交互的元素都纳入到网站交互性的维度当中。网站交互性是用户在使用网站中都要有所体验的，从访谈结果来看，也是受访者重点关注的，其中 19 名受访者均对网站交互性的几个方面方面阐述了自己的一些观点。

健康网站的信息搜索服务是受访者比较关注的功能，也是帮助用户快速有效获取健康信息的重要功能。通过对访谈内容的分析可以发现，受访者一般会从搜索入口、搜索方式、搜索结果三个方面对该功能进行体验和评价。搜索入口方面，一些受访者认为搜索入口直接关系到对该功能的是否易于发现，从而影响搜索信息的效率（F4、F14），因此搜索界面的易于发现会直接影响用户对该功能的使用，甚至会影响健康网站对用户的吸引力。搜索方式方面，由于健康网站具有医学专业的特性，因此在搜索策略方面，一些网站除了采用传统的"关键字"搜索策略外，还采取了"疾病""症状""医院""医生"等搜索方式，因此，在访谈过程中，也有一些受访者认为搜索方式的友好程度和易操作性与他们的查找效果直接相关（F13）。搜索结果方面，一些受访者提出健康网站的站内搜索结果的全面性和相关性会直接影响用户的使用体验（F10、F15 等），同时也有一些受访者提出应将站内搜索与站外搜索相关联，这样可以获得更全、更好的搜索结果（F18）。

健康网站导航系统也是受访者所关注的对象之一，导航系统作为一种指引机制可以帮助用户在网站中进行定位，指导用户到达目标，避免出现网站迷失的现象[①]。受访者普遍认为健康网站中在链接层级较多的情况下，如果没有导航功能很难寻找到自己所在的位置（F16、F19）。也有一些岁数较大的受访者认为，所使用的健康网站的用户导航可能有些简单，应该更多的体现出健康网站的专业特点，例如需要增加就医导航（F1）；另外，也有一些受访者提出健康网站中的导航条的位置也会关系到导航的效果（F10、F17等）。总之，健康网站中的导航系统对用户的指引性的完善程度，直接关系到网站的可用性程度。

用户注册也主要体现出健康网站所具有的互动性，会在一定程度上影响可用性。受访者认为注册的繁简程度会直接影响他们是否选择进行注册（F8）。还有一些受访者认为注册窗口位置明显程度也会影响他们的使用（F1）。总之，通过访谈发现，用户注册过程的易用程度会帮助网站获得持续使用网站的用户，同时可以帮助提升网站的可用性。

网站的信息推送主要就是根据用户的定制，借助RSS（Really Simple Syndication，简易信息聚合）等Web 2.0的相关技术及时的将信息推送到用户的使用界面，从而帮助用户可以及时的获取相关的信息。其中一个受访者在使用了健康网站后认为健康网站可以通过这类服务帮助用户节省相应的时间成本，使用户更快，更及时和全面的了解到最新的相关信息（F3）。总之，信息推送服务会影响用户对健康网站的持续关注和使用。

此外，在访谈过程中，还有一些受访者认为，在输入过程中如果具有错误提醒功能和输入所具有的联想提醒功能，会更容易提高信息输入的效率（F11、F16）。

表4.14 受访者对网站交互性的观点

受访者代码	网站交互性的观点
F1	可以需要增加就医导航，帮助用户找到合适的医院和医生，这样才能体现出健康网站的特色。想要注册成用户，但是找不到注册的窗口
F2	搜索界面位置的比较明显，提高我对信息查找的效率。导航不清晰
F3	网站内的搜索引擎和导航系统能帮我找到想要的结果。信息推送功能的定制服务，操作比较简单，可以进行定制，每天都可以接收到来自网站的保健信息，有助于我及时了解保健的方法
F4	不好找到自己想要的检索入口，操作起来比较麻烦。另外，导航不明确，不知道自己在网站的位置所在
F5	若针对某具体病情的，一般会直接搜索或导航功能，再去判断结果的相关性
F6	单纯采用关键词搜索所得到的结果比较模糊，不容易找到满意的结果
F7	搜索结果信息以案例形式出现不能够充分回答问题
F8	网站中的搜索速度快，结果基本比较相关。看了看注册用户的过程，感觉注册起来比较麻烦，所以我不想注册
F9	感觉网站中的信息检索方式不错，采用了分类别的检索，有疾病、药品、医院，感觉挺方便的，结果也还行，基本上能找到我想要的结果

[①] Park J, Kim J. Effects of contextual navigation aids on browsing diverse Web systems[A]. Proceedings of the SIGCHI conference on Human factors in computing systems, 2000: 257-264.

续表

受访者代码	网站交互性的观点
F10	站内搜索不完善,搜索结果少。不怎么用导航,因为不知道导航在什么位置
F11	可以按照疾病进行搜索,但是搜索结果良莠不齐。具有输入错误提醒的功能,便于我能够准确的输入信息
F12	站内搜索响应速度快,结果比较相关
F13	利用分类检索的方式,比较便捷,可以更有针对性的查找信息
F14	刚才就搜了一下这个,搜索界面很醒目,搜索内容非常不理想,内容少,直接给你介绍广告
F15	搜索结果中过多的显示博客、论坛信息等容易迷惑患者从而无法确定哪个是应该相信
F16	网站的导航系统挺实用,基本上可以让我知道我在什么位置。网站的几个输入框中具有联想输入功能,能够提高录入信息的效率
F17	搜索界面需要设置的醒目,才能让人找到该网站中的搜索引擎,否则只能借助更加常用的搜索引擎来找健康信息了。分不清页面上方那个位置是导航条
F18	健康网站应该与专业搜索引擎相关联,这样所得结果会更加丰富
F19	搜索到的结果相关性一般。导航提供了返回路径,比较清晰

通过对受访者访谈结果的分析,以上的五个方面比较全面地反映出了健康网站的基本交互性,从访谈者使用这些交互性功能的情况来看,比较多的注重于它们的易操作性以及功能的易发现性,同时这两个方面也是提高网站交互性的关键所在,也会关系到健康网站可用性水平的提高。

(12)广告

健康网站广告在受访者使用网站过程中,出现的频率较高,在一定程度上影响了用户的使用。一些受访者对于网站中广告的频繁出现和弹出表示了反感,认为需要不断关闭广告窗口,影响了对网站的使用效率和信任(F3、F12)。也有一些受访者认为会看一下广告的内容,认为广告主要还是营销的手段,医药的功效可能会被夸大(F8)。

表 4.15 受访者对网站广告的观点

受访者代码	网站广告的观点
F1	广告里面的药物说的太管用了,还需要在现实中找答案
F2	网站中的一些药物和医生信息,有广告的导向性
F3	广告的数量太多,分不清哪些内容是真的,容易影响对网站其他健康内容的信任
F5	总感觉广告宣传更多的是药商牟利行为
F6	广告太多
F8	广告的内容都是夸大的
F9	感觉网站充满广告宣传
F10	广告的数量太多
F12	广告窗口太多,需要不断的关闭,影响我的使用效率
F13	需要减少药品保健品和医疗机构广告
F16	中立性信息缺乏,广告成分太多

总体而言，医药广告总体上会影响用户对网站的使用，在一定程度上会影响健康网站的可用性。

（13）信息体系结构

信息体系结构基本上反映了健康网站对信息的整合和组织方式的特点。从概念列表和相关的访谈内容可以发现，受访者主要从信息分类和信息的关联性两个方面进行的阐述。通过访谈的结果来看，清晰和完善的信息分类体系可以更好地指引用户去寻找信息，提高用户查找信息的效率。一些受访者认为健康网站的信息分类，如疾病、药品等分类的合理性和清晰度会影响他们对信息的查找，其中一些受访者认为分类过细或者分类混乱的话会降低他们使用信息的效率（F4，F9）。还有一些受访者提出，分类不够明确给他们的使用带来了困难，由于没有医学专业背景，因此不了解自己的情况属于哪个疾病分类（F17）。另外，信息的关联性在健康网站中主要表现为特定疾病信息、治疗方法、医院、药品信息之间的关联性，这种信息之间的关联性会直接影响到用户的使用便捷性。其中一些受访者认为网站中信息之间的链接关联性可以在一定程度上有助于相关信息的发现，从而提高相关信息的利用率（F16）。

表 4.16 受访者对网站信息体系结构的观点

受访者代码	网站体系结构的观点
F4	健康网站的内容很丰富，但是分类标准混乱、一点击进去，就感觉内容太多太杂
F5	网页信息分类乱，没有主次
F6	各种分类都有涉及，还是能够快速查找相关信息的
F9	分类过于细化，造成查找信息的负担
F11	内容有点乱，没有层次，分科不够细
F12	某些疾病类的内容说的太多，反而自己不知道自己属于哪种情况了
F13	网站中的门类不够清晰，建议制作网站的人员跟用户适当沟通后进行完善，根据用户的需求进行健康信息的分类
F14	我可以通过一条疾病的特征信息找到对应的药品信息
F16	网站中的信息可以做到较好的关联，有助于更发散地找到其他相关的健康信息
F17	分类专业性太强，不知道自己得的病在哪个类目下
F18	网站中相关信息之间链接关联，会影响我对相关信息的查找

总之，健康网站中良好的信息体系结构，一方面可以帮助用户快速找到信息，一方面也可以提高信息的利用率，从而有助于可用性水平的提高。

4.4 研究结果讨论

通过上述研究的分析和归纳，本章研究结论具体如下：

（1）健康网站可用性影响因素的识别方面

在本书的质性研究中，通过对概念列表的归纳编码，以及对访谈内容的深入分析，对所得到的概念资料进行元素的提取，并通过对元素的分析可以发现，有许多元素，如搜索引擎、导航系统、信息分类、网站响应以及网站信息来源等，都属于已有研究中所提到的网站交互性、网站可信性、网站外观、信息可获取性、信息体系结构、信息内容质量等六个方面，并在访谈的半结构化分析中也有所体现。这也在一定程度上说明已有研究中所提到的这些影响因素在质性研究中得到了验证，并且仍然会在实际中影响着健康网站的可用性。另外，根据所得出的元素可以发现，页面主题、搜索引擎、导航系统、信息分类、页面颜色和字体以及错误输入提示等都涉及信息构建理论所提及的组织系统、标识系统、导航系统和搜索系统以及人机界面理论中的显示因素、交互方式和布局与风格，这也在一定程度上说明了信息构建理论、人机界面理论实际应用价值以及在可用性影响因素研究中的指导意义。通过质性分析结果，发现还有一些具体元素并未在已有研究中有所体现，将这些元素进行归类和分析后，根据这些元素的具体内容对它们命名，具体包括：网站实用性、网站专业服务、广告、用户交流、电子商务、信息阅读、隐私保护等7个维度，这些影响因素在一定程度上可以作为对已有研究的补充和完善。

通过对半结构化访谈对象的分析发现，网站可信性、网站交互性、信息可获取性、专业服务是在访谈过程中受到关注最高的几个维度，19个受访者的访谈内容中都会有所体现，而只有"电子商务"的关注度比较低，只有7个受访者在访谈中提到了它。一方面说明，一般性网站的可用性的影响因素，如"网站交互性和网站可获取性"等仍是健康网站可用性的主要影响因素，另一方面也说明"健康网站专业服务"这一维度的出现体现出了健康网站可用性不同于一般网站的特征，即网站的专业服务也会对网站的可用性产生重要的作用，并且可能也会成为决定健康网站可用性水平的主要因素之一。另外，"电子商务"的关注度较低，一方面说明多数受访者对健康网站的电子商务并不了解，不会对健康网站的可用性产生太大的影响，另一方面，7名受访者的访谈内容也说明随着电子商务功能在网站中的不断推广和完善，其也会在一定程度上成为影响健康网站的主要因素，正如受访者F17所提到的"不知道网站上有电子商务的功能，会尝试使用，比较方便"。此外，通过对半结构化访谈内容进行归纳分析，发现访谈者的观点基本上涵盖了概念列表中的所有内容，与概念列表中的内容基本保持一致，进一步说明了概念列表编制的合理性，并对概念列表起到了解释和补充的作用。

（2）研究方法论方面

本书通过概念列表法抽取出了健康网站可用性影响因素的基本维度和元素，并以半结构化访谈方法做了补充。通过对结果的分析，再次证明了综合使用多种方法可以有效地识别出健康网站可用性影响因素的相关维度和所属元素，可以补充已有影响因素相关研究中按照自上而下或者借助专家或者相关软件进行发现和分析的缺陷，以为定量化的分析和测量相关影响因素提供指标设计依据。

本书在已有开放编码的基础上，将不同维度所属元素的各个短句和词语进行归纳，并将这些内容进行整理，从而构成合适、简短、易懂的语句，形成初始量表的各个题项。然后邀请了两位信息资源管理相关专业的博士生、一位医学信息学专业博士和一位医生来阅读这些题项，来讨论各个题项的设置是否具有必要性、是否表述清晰、是否存在语病等，经过数次修改后，最终形成初始量表（见附录1中的问卷第二部分），测量题项一共有 42 项。这些题项不存在预设和排序，主要是以上文中的影响因素的 13 个维度和所属的元素为基础，并在此基础上对一些具体因素进行了延伸和拓展，从而能够更加全面和具体地表现出与健康网站可用性相关的各个方面。但最终这些题项通过处理会构成哪些维度，还需要进一步的实证研究以及数据分析。

4.5 本章小结

本章首先对质性研究内涵和流程进行了梳理，为本章研究的主要方法进行了铺垫，然后选择 19 名受访者，并结合质性研究的实施流程对他们进行访谈调查，从而获取了关于健康网站可用性的相关概念资料，并在已有研究的基础上，对资料进行开放式编码分析，进行相关概念元素的抽取和基本维度的归纳。其中，从资料中提取出关于健康网站可用性影响因素的 43 个概念元素和 13 个基本维度（健康网站的网站可获取性、网站的实用性、信息内容质量、网站外观、信息体系结构、网站可信性、信息阅读、广告、隐私保护、用户交流、网站交互性、网站专业服务、电子商务），并通过半结构化访谈的实施和内容分析对概念列表作进一步的解释和补充。其中所识别出的 13 个影响因素维度中的构成元素都属于已有研究成果中所总结的几个方面，如网站交互性、网站可信性、网站外观、信息可获取性、信息体系结构、信息内容质量等。而通过质性分析结果，发现还有一些具体因素的维度并未在已有研究中有所体现，如网站实用性、网站专业服务、广告、用户交流等，这些影响因素都是通过质性研究探索而出的，在一定程度上可以作为已有研究的补充和完善。另外，通过对访谈对象的分析可以发现"网站可信性、网站交互性、信息可获取性、专业服务"在访谈中所受关注最多，而"电子商务"受关注程度最小。

本章通过质性研究得出的 13 个影响因素主要是从客观的访谈过程中进行获取的，并且综合了医学专业和非医学专业用户的观点，具有一定的客观性和全面性；另一方面，由于在进行质性研究的过程中，记录、分析、编码等环节存在一定的人为干预，因此不可避免地会存在一定的主观性。在下面的研究中将对 13 个因素通过量化实证的方式做进一步的探索和验证，从而降低其所具有的主观程度。

第 5 章 健康网站可用性影响因素实证研究

本章第一部分是对健康网站用户信息需求的调查分析，主要通过对用户信息需求的分析，发现用户的相关特征对健康网站可用性的影响，为健康网站可用性影响因素的进一步探索提供参考。接下来，在上文中质性分析的基础上，通过量化的方法做进一步的深入研究，包括先后两次进行的网络调查。第一次是稍小规模的网络调查，主要目的是通过探索性因子分析（Exploratory Factor Analysis，EFA）来探讨健康网站可用性影响因素的维度，并进一步对所设置测评量表中的题项进行筛选和修正。第二次是规模稍大的网络调查，将第一次调查后获得的修正的量表作为主要的题项纳入到调查问卷中，采用验证性因子分析（Confirmatory Factor Analysis，CFA）的方法来分析影响健康网站可用性的具体因素，并对不同因素对可用性的影响力度进行探索和分析。最后，本章的第四节对所确定的影响因素中的样本个体差异进行了分析，进一步补充和完善了本章的实证研究。

5.1 健康网站用户信息需求调查分析

信息需求是指人们在日常生活、学习或者工作中需要获取信息或者使用信息的状态。用户对健康网站中的信息需求，则在很大程度上取决于用户自身的特点，例如年龄、性别、文化程度、健康状况等。对健康网站中用户信息需求调查研究的目的是通过了解用户对健康网站的使用状况，对健康网站中信息内容的关注情况，分析用户对健康网站中信息的需求的特征。本节借助相应的问卷调查，并通过统计分析方法对健康网站的需求进行了统计，对性别、年龄、文化程度、有无医学专业背景等特征在健康网站的使用目的和信息需求方面的差异性进行了分析，进而在一定程度上为健康网站可用性影响因素的相关研究提供参考依据。

5.1.1 调查对象和方法

具体调查工具主要采用了本书设计的调查问卷（见附录 2），其中所调查的基本内容涵盖了人口学样本基本构成信息、健康网站使用情况、健康信息的基本需求等几个方面。本次调查的受访对象均为使用过健康网站或获取过网络健康信息经验的网民，主要通过网络调查的方法进行数据的收集，借助了问卷星网站的问卷收集和统计功能，由于受访对象的限制，共收回有效问卷 212 份。本书的调查对象主要限定在了企事业单位的上班族、医学机构工作和研究人员、一些刚刚退休的人员、还有一些高校的教师和研究生等。选择这些群体一方面是由于样本相关信息收集起来具有一定的便利性，另一方面是他们一般都有较为丰富的上网经验，对于健康网站或多或少都有过了解和使用过；再一个较为重要的方面，这些调查对象由于工作一般较为稳定、年龄一般较大，他们对健康的关注程度更大，对健康信息的需求更为迫切，因此他们在使用健康网站的过程中，更能和自身相结合，有助于本书的客观性；最后一个方面是，样本中有一定数量的医学专业人员，这些人员的加入，可以从专业的角度更为全面地了解和分析健康网站可用性的影响因素，从而补充非专业用户的观点。

本阶段研究的调查从 2012 年 9 月开始，到 2012 年 11 月基本调查完毕，在本次调查中共收到 214 份问卷，其中有 2 份问卷所填写的信息不够完全，不符合研究的需要，并将这两份问卷进行剔除，实际获得有效问卷 212 份，其中，从受调查者的性别比例来看，男性被调查者 102 名，占总人数的 48.1%；女性被调查者 110 名，占总人数的 51.9%。男性和女性调查对象的比例基本相同。另外，从调查对象的年龄分布上看，小于 20 岁的有 22 人，在 21~30 岁之间的有 111 人，31~40 岁之间的有 45 人，41~50 岁之间的有 22 人，50 岁以上的有 12 人。从调查结果来看，调查对象多为 20 岁至 30 岁之间的岁数较为年轻的人员。从受访者的受教育程度看，具有本科学历的受调查者最多，接近总人数的一半，为 96 人，其次为硕士为 79 人。在调查的 212 名受调查者的职业背景来看，其中具有非医学专业背景的用户有 126 人，医学专业用户为 86 人，专业用户和非专业用户的比例差距不大，医学专业用户的观点可以在题项中有所体现。调查的对象有将近一半的受访者在使用网络年限上超过了 10 年，使用年限在 1~3 年的人数最少。参见表 5.1。

表 5.1　调查对象基本信息

基本信息	调查项目	频次	百分比
性别	男	102	48.1%
	女	110	51.9%
年龄	20 以下	19	9%
	21~30	106	50%
	31~40	49	23.1%
	41~50	26	12.3%
	50 以上	12	5.7%
文化程度	本科以下	22	10.4%
	本科	96	45.3%
	硕士	79	37.3%
	博士	15	7.1%
医学背景	非医学专业	126	59.4%
	医学专业	86	40.6%

续表

基本信息	调查项目	频次	百分比
使用网络年限	1~3 年	12	5.7%
	4~6 年	32	15.1%
	7~9 年	72	34.0%
	10 年以上	96	45.3%
健康状况	欠佳	51	24.0%
	一般	96	45.3%
	良好	65	30.7%

5.1.2 调查结果分析

（1）健康网站使用状况

在本次调查的212人中，19%的人会每周至少一次使用健康网站阅读和查询相关信息，20.4%的人会每月至少一次访问健康网站，剩下的60.6%的人表示会几个月访问一次甚至很少访问健康网站。在调查"通过哪种途径来查询和获取网络医学健康信息和服务"时，27.5%的人更加倾向于从健康网站中获取医学健康信息和服务，而32.8%的人会选择使用专业搜索引擎（谷歌、百度等）来获取相应的信息和服务，还有19.4%、16.2%和4.2%的人会分别选择博客、别人推荐以及其他的方式来获取相应的信息和服务。

（2）医学健康信息需求状况

通过数据统计可以发现，被调查的人中使用健康网站的目的方面，排名第一的是"了解或查询相关健康信息（疾病治疗与预防、保健养生等信息）"，排在第二位的是"在线咨询医生"，排在第三位的是"学习专业知识"。具体可以参看表5.2。

表 5.2 健康网站使用目的排名

使用网站的目的	排名	选择次数
了解或查询相关健康信息（疾病治疗与预防、保健养生等信息）	1	195
在线咨询医生	2	57
学习专业知识	3	55
在线预约挂号	4	51
了解医疗健康行业的最新发展动态和相关政策导向	5	50
与其他用户进行健康方面的交流	6	29
在线购买医学保健产品	7	19
其他	8	7

另外，通过对"所关注健康信息内容"的统计可以发现，位于前三位的分别是"保健养生相关信息""特定疾病的相关信息""心理疾病问题信息"等。

表 5.3　健康网站信息内容需求排名

所关注的健康信息内容	排名	选择次数
养生保健信息（饮食、营养、锻炼、中医养生）	1	166
特定疾病问题的信息（癌症、糖尿病、心脏病、艾滋病等）	2	117
心理疾病问题信息（抑郁症、焦虑、压力等问题）	3	82
处方药或非处方药的信息（用法、种类、副作用）	4	61
医疗保险/医疗补助制度/卫生法规	5	58
美容瘦身信息	6	57
特定医学疗法或手术的信息	7	33
新型药品或先进治疗方法的信息	8	19
其他	9	9

（3）用户个体因素对健康网站信息需求的影响

①不同性别的影响

通过对相关数据的统计发现，不同性别分别与"新型药品或先进治疗方法的信息""心理疾病问题信息（抑郁症、焦虑、压力等问题）"以及"美容瘦身信息"具有一定的相关性（即，不同性别与三种医学健康信息的显著性系数 P 值分别为 0.036，0.045 以及 0.000，均小于 0.05，具有显著性差异）。在对"新型药品或先进治疗方法的信息"的选择倾向上的具体情况是：男性受访者 25 人（占男性总数的 24.7%），女性受访者 11 人（占女性总数的 9.56%），说明男性群体对药品和治疗方法的新发明和新动态方面的信息更为关注，女性对其的关注度较小；在对"心理疾病问题信息（抑郁症、焦虑、压力等问题）"的选择倾向上，男性受访者为 13 人（占男性总数的 12.9%），女性受访者为 28 人（占女性总数的 25.0%），说明女性受访者在对该信息的关注度要高于男性受访者；在对"美容瘦身信息"方面信息的选择倾向上，男性受访者为 6 人（占男性总数的 5.88%），女性受访者为 54 人（占女性总数的 49.3%），也说明了女性的关注度在这方面要大大地超过男性关注度。

②不同文化程度的影响

不同文化程度的受访对象在对健康网站的一些信息内容和使用目的的选择上存在一定的差异，统计学上的显著差异主要存在于本科学历以上（包括本科）和本科学历以下之间。在所关注的健康信息的"心理疾病问题信息"的选择上，二者存在着较大的显著差异，显著系数 P 值为 0.019 小于 0.05，因此不同文化程度与是否选择"心理疾病信息"存在一定的相关性。本科以上受访者选择该信息的人数为 66 人（占本科以上总人数的 34.9%），本科以下受访者选择该信息的人数为 4 人（占本科以下总人数的 15.9%），因此可以看出前者比后者更为关注心理健康方面的信息。另外，统计数据发现，不同文化程度者在对待"医疗保险"方面上也存在着较大的差异，其显著性系数 $P=0.026<0.05$，其中选择此项信息的本科以上受访者人数为 51 人（占本科以上总人数的 27.0%），本科以下受访者为 3 人（占本科以下总人数的 13.0%）。另外，在对健康网站的使用目的方面，不同文化程度者在"学习专业知识"的选择上存在一定的差异，P 值为 0.022，其中本科以上者中的 35%左右的选择了该项，而本科以下的受访者中的 18%左右的选择了该项。

此外，不同文化程度对于其他健康网站中的信息内容和使用目的的选择不存在较为明显的差异。

③用户是否是医学专业人员的影响

不同职业者在信息需求上也存在着一定的差异，本书主要将受访者的职业分为两个部分，即医学专业和非医学专业。首先在对健康网站信息内容的选择方面，对于"处方药或非处方药的信息（用法、种类、副作用）"，不同职业若在选择此选项的 P 值为 0.006，小于 0.05，因此不同职业者在该项信息的选择上存在显著性差异，其中医学专业受访者有 47 人（占医学专业人员总数的 54.2%）关注该信息，而非医学专业受访者中有 41 人（占非医学专业人员总数的 32.4%）关注该信息，说明医学专业人员更关注该信息。另外，对健康网站使用目的方面，"了解医疗健康行业的最新发展动态和相关政策导向"存在显著性差异，即显著性系数 P 为 0.000<0.05，其中医学专业受访者 48 人（占医学专业人员总人数的 56.25%）选择了该项信息，非医学专业受访者为 17 人（占非医学专业人数的 13.3%）。

④不同健康状况的影响

通过分析，不同健康状况的受访者在使用网站目的方面存在一定的差异，其中在以"在线预约挂号"为目的方面，不同健康状况的受访者存在较大的统计差异性，即 P 值等于 0.019，小于 0.05。而以"在线咨询"为目的的差异性也十分显著，P 值等于 0.011，同样远小于 0.05。而在受访者中，身体欠佳的受访者更多的会倾向于对上述两个目的的选择。另外，不同的身体健康情况也会使受访者对健康信息的关注情况产生影响，如在对待"新型药品或先进治疗方法"的选择方面存在显著差异（$P=0.031<0.05$），其中身体欠佳的受访者也更倾向于对这个信息的关注。

此外，通过对显著性的分析，不同年龄段和网络使用年限方面对健康网站信息使用需求的影响并不显著。

5.1.3 结果讨论

通过对上述调查进行分析可以发现，受访人员在所关注的医学健康相关信息方面：保健养生的相关信息排在首位，也说明了多数人对养生保健的日益重视。另外，对心理问题的相关信息关注度也较高，说明随着社会各种压力的增大，心理问题已经成为影响公众健康的主要问题之一。

另外，用户群体的个体特征对网站健康信息需求也存在较大的影响和差异。其中，不同性别的群体在对待健康信息方面：男性被调查人员对"新型药品或先进治疗方法"等比较前沿的信息和知识的关注度比女性高，而女性被调查人员更多地关注于"美容瘦身"等信息。不同受教育程度的人员对不同的健康信息的关注情况也会存在较大的差异性，主要是在本科以上与本科以下有较大的区分度。本科以上的相关人群，对"心理疾病问题"和"医疗保险"两方面信息的关注度更高；另外，从对网站的利用目的来看，本科以上的受访者比本科以下受访者更侧重于"学习专业知识"。

另外，受访者是否有医学专业背景也会影响其对健康网站中相关信息的需求，具有医学专业背景的受访者对"处方药或非处方药的信息"的关注度更高，这在一定程度上可能是出于医学专业的职业习惯;在使用健康网站的目的上,具有医学专业背景的用户会更多地选择"了解医疗健康行业的最新发展动态和相关政策导向",说明出于职业发展或者工作的目的,更多的医学专业人员会关注医学发展动态和相关的政策导向。此外,受访者的身体健康情况也会影响着他们对健康网站信息的使用,其中在调查结果中认为自己健康较差的受访者更多地倾向于关注"新型药品或先进治疗方法",另外,出于这些受访者访问健康网站的目的,他们也必然会倾向于使用"在线医生咨询"和"网上预约挂号"这两种服务。而身体比较健康的受访者对"养生保健信息"的关注会产生更多的倾向。

通过本次调查可见,健康网站用户的性别、文化程度、是否具有医学专业背景、健康状况等都会对健康网站的使用产生影响,使其所关注的信息和使用网站的目的有所不同,说明这些因素都会影响用户对健康网站体验,后面的研究将在此基础上进一步探讨不同个体样本在健康网站可用性影响因素中所表现出来的差异性。

5.2 健康网站可用性影响因素探索性分析

本部分采用探索性因子分析方法对第一次网络调查得来的 212 份问卷进行分析,主要目的是通过较大的样本中对质性研究中所得出的 13 个健康网站可用性影响因素做进一步的识别和分析,并对题项做进一步的筛选和修正。

5.2.1 数据描述与质量分析

(1)数据统计描述

数据描述,主要是对测量题项的量表中各个基本统计量进行数据展现和描述从而初步判断出数据的分布情况,其中主要的基本统计量包括均值、标准差、偏度和峰度等。通过描述统计量表可以发现大部分的题项的偏度绝对值小于 3,而且峰度也小于 8,因此可以依据偏度值小于 3,峰度值小于 10,判断出大部分题项的得分值基本服从正态分布[①],可以进行下一步的分析。

表 5.4 数据描述统计量

题项	描述统计量						
	N	均值	标准差	偏度		峰度	
	统计量	统计量	统计量	统计量	标准误	统计量	标准误
a11	212	3.48	0.895	-0.223	0.167	0.155	0.333
a12	212	3.43	1.144	-0.220	0.167	-0.731	0.333
a13	212	3.47	1.009	-0.579	0.167	0.208	0.333
a14	212	3.61	1.148	-0.527	0.167	-0.449	0.333
a15	212	3.45	1.022	-0.247	0.167	-0.419	0.333
a16	212	3.22	1.040	-0.215	0.167	-0.383	0.333

---

① 陈正昌. 多变量分析方法:统计软件应用[M]. 北京:中国税务出版社,2005:223-224.

续表

题项	N	均值	标准差	偏度		峰度	
	统计量	统计量	统计量	统计量	标准误	统计量	标准误
a17	212	3.31	0.938	0.037	0.167	-0.366	0.333
a18	212	3.40	0.985	-0.186	0.167	-0.254	0.333
a19	212	3.35	0.944	-0.307	0.167	0.003	0.333
a20	212	3.60	1.041	-0.419	0.167	-0.236	0.333
a21	212	3.75	0.983	-0.418	0.167	-0.298	0.333
a22	212	3.47	0.946	-0.142	0.167	-0.480	0.333
a23	212	3.72	1.036	-0.478	0.167	-0.199	0.333
a24	212	4.03	0.878	-0.488	0.167	-0.462	0.333
a25	212	3.59	1.051	-0.289	0.167	-0.541	0.333
a26	212	3.62	0.928	-0.220	0.167	-0.621	0.333
a27	212	3.32	1.039	-0.229	0.167	-0.340	0.333
a28	212	3.58	1.070	-0.376	0.167	-0.517	0.333
a29	212	3.83	1.063	-0.601	0.167	-0.205	0.333
a30	212	2.90	1.146	0.062	0.167	-0.681	0.333
a31	212	3.31	1.211	-0.230	0.167	-0.834	0.333
a32	212	3.37	0.933	0.076	0.167	-0.254	0.333
a33	212	3.14	1.025	-0.021	0.167	-0.562	0.333
a34	212	3.64	1.142	-0.582	0.167	-0.293	0.333
a35	212	3.93	0.997	-0.696	0.167	-0.049	0.333
a36	212	3.94	0.957	-0.574	0.167	-0.473	0.333
a37	212	3.82	1.024	-0.570	0.167	-0.232	0.333
a38	212	3.54	1.063	-0.577	0.167	-0.038	0.333
a39	212	3.92	1.050	-0.715	0.167	-0.184	0.333
a40	212	4.02	0.971	-0.675	0.167	-0.307	0.333
a41	212	3.80	0.872	-0.374	0.167	-0.279	0.333
a42	212	3.41	1.069	-0.245	0.167	-0.455	0.333
a43	212	3.88	0.900	-0.504	0.167	0.088	0.333
a44	212	3.43	1.075	-0.323	0.167	-0.394	0.333
a45	212	3.17	1.179	-0.255	0.167	-0.628	0.333
a46	212	4.00	0.879	-0.456	0.167	-0.447	0.333
a47	212	4.02	0.811	-0.366	0.167	-0.630	0.333
a48	212	4.09	0.874	-0.519	0.167	-0.730	0.333
a49	212	3.77	0.981	-0.444	0.167	-0.393	0.333
a50	212	2.86	1.133	-0.083	0.167	-0.730	0.333
a51	212	4.16	0.930	-0.718	0.167	-0.482	0.333
a52	212	3.33	0.851	-0.132	0.167	0.078	0.333

(2)数据质量分析

数据质量分析主要通过信度检验和具体的项目分析来确定最终的题项及其对应的公共因子。首先要通过信效度分析来明确所用量表是否适合进行因子分析,其次在题项分析中借助相应的项目分析指标对具体题项进行筛选。

①信度检验。其主要为了明确题项总体的测量是否可信。本书主要借助克隆巴赫系数 α 对整个量表中的题项做信度检验。在李克特量表中常用的信度检验方法为克隆巴赫系数 α。在已有研究中,多数研究人员一般会将信度系数 α 的基本标准定为 0.5 以上,在 0.9 以上的则会被认为量表达到了很高的信度[1]。本书中,42 个题项的克隆巴赫系数 α 为 0.919,表示这 42 个题项的内部一致性较好,信度较为理想,测量误差值较小,十分适合进行探索性因子研究。参见表 5.5。

表 5.5 信度检验系数

Cronbach's Alpha	N of Items
0.919	42

②项目筛选。项目筛选主要通过各个修正题项与总分的相关系数、题项删除后的信度系数、因子负荷量等项目分析指标来进行题项的筛选。

其中,修正题项与总分相关系数(corrected item-total correlation)所表示的是该题题项与其余 41 个题项加总后的积差相关,表示该题项与其他题项的同质性或者相关的程度,其值越高则表示该题项与其他题项的同质性或者相关度越高,一般情况下,修正项目的总相关系数应该在 0.4 以上,否则要考虑删除该题项[2]。

题项删除后的信度系数(cronbach's alpha if item deleted)表示的是该题项删除后,整个量表的 α 系数改变的情况。若是同一份量表中各题项所测量的行为特征越接近,则其 α 值越大;与之相反,若是所测量的行为特征差异越大,则其 α 系数会越小。因此若删除题项后新的 α 高于原有的 α 系数,则说明该题项与其余题项所要测量的特征可能存在的差别较大,可以考虑删除。

因子负荷量主要通过对所有题项进行只抽取一个因子的因子分析,从而得到每个题项的因子负荷量。因子负荷量主要表示题项与因子关系的密切程度,题项在共同因子的因子负荷量越高,表示题项与共同因子的关系越密切,相对的题项在共同因子中的因子负荷量越低,表示题项与共同因子的关系越不密切。参考吴明隆提出的标准,并根据所得出的结果进行分析,若因子负荷量小于 0.40,则考虑删除该题项。

综合以上标准,对健康网站可用性影响因素的量表的题项分析和筛选结果如表 5.6 所示。

---

[1] 卢纹岱. SPSS for windows 统计分析[M]. 北京:电子工业出版社,2003:238-244.
[2] 吴明隆. 问卷统计分析实务——SPSS 操作与应用[M]. 重庆:重庆大学出版社,2010:187-190.

表 5.6　健康网站可用性影响因素量表项目分析与信度分析摘要

题项	修正题项与总分相关系数	题项删除后的 α 值	因子负荷量	备注
判断标准	≥0.400	≤0.919	≥0.400	
a11	0.405	0.919	0.452	
a12	0.316	0.920	0.334	删除
a13	0.473	0.919	0.511	
a14	0.409	0.919	0.449	
a15	0.529	0.918	0.565	
a16	0.480	0.919	0.501	
a17	0.533	0.918	0.576	
a18	0.478	0.917	0.406	
a19	0.456	0.920	0.478	
a20	0.453	0.919	0.481	
a21	0.362	0.919	0.408	
a22	0.508	0.918	0.549	
a23	0.463	0.919	0.497	
a24	0.534	0.918	0.601	
a25	0.475	0.919	0.519	
a26	0.567	0.918	0.611	
a27	0.479	0.919	0.512	
a28	0.376	0.920	0.397	删除
a29	0.436	0.919	0.475	
a30	0.236	0.921	0.233	删除
a31	0.361	0.919	0.372	删除
a32	0.541	0.918	0.569	
a33	0.465	0.919	0.484	
a34	0.505	0.918	0.557	
a35	0.484	0.918	0.534	
a36	0.532	0.918	0.588	
a37	0.435	0.919	0.497	
a38	0.472	0.919	0.508	
a39	0.483	0.918	0.528	
a40	0.439	0.919	0.500	
a41	0.561	0.918	0.609	
a42	0.518	0.918	0.557	
a43	0.504	0.918	0.551	
a44	0.489	0.918	0.508	
a45	0.362	0.919	0.364	删除
a46	0.548	0.918	0.612	
a47	0.520	0.918	0.588	
a48	0.552	0.918	0.620	
a49	0.509	0.918	0.539	
a50	0.211	0.922	0.205	删除
a51	0.398	0.919	0.460	
a52	0.468	0.919	0.493	

由表 5.6 可以看出，题项 a12、a30、a50 删除后的信度系数高于原有的 α 系数，表明这三个题项与其他题项的差异性较大，内部一致性不好，因此可以考虑删除。另外，从修正题项与总分相关系数和因子负荷量可以看出，a31、a45、a28 都不符合条件，因此可以考虑删除。由于是探索性因子分析，在接下来的因子分析时，根据健康网站可用性影响因素量表项目分析与信度分析摘要，剩下的量表题项均可以纳入因子分析变量范围内[①]。

与别的探索性研究区别较大的是本书具有非常强的探索性，国内尚未有学者通过质性研究和探索性因子分析专门探索健康网站可用性的影响因素。在设置问卷的选项时主要是依靠质性研究的结果进行设计。第一，质性研究是一种深入式的探索，对某一个具体的问题涉及的面非常广泛，因此涉及的维度和元素也会比较多，但是这么多的元素和指标未必具有一般性，没法进一步地做统计推断。第二，我们在设计问卷时，为了避免主观的遗弃重要的影响因素的维度，问项尽可能的详尽，包括要研究问题的各个方面。正是因为上述原因的存在，造成初次因子分析结果存在一些问项没法通过检验的情况。在进行多次调整后达到了较为理想的效果，对筛选调整后的问卷再次做探索性因子分析。

5.2.2 探索性因子分析结果分析

对筛选后的题项，采用因子分析中的建构效度相应指标适切性量数（KMO）来检验所设置的题项间是否适合进行因子分析。KMO 值愈接近 1，表明变量间的共同因素愈多。根据已有研究对 KMO 的相关讨论，可以发现一般情况下，如果 KMO 值小于 0.5 则不适宜进行因子分析，当达到 0.6 以上时基本符合因子分析的条件，如果大于 0.8 时则表示较适宜进行因子分析[②]。本书具体检验结果如表 5.7 所示，KMO 为 0.869，指标统计量大于 0.8 以上，变量间具有较为良好的共同性，因此下一步进行因子分析的条件比较合适。

表 5.7 效度检验相关系数（KMO and Bartlett's Test）

Kaiser-Meyer-Olkin 取样适切性量数		0.869
Bartlett 球形检验	近似卡方分布	3078.644
	自由度	630
	显著性	0.000

在以上效度检验的基础上，本书采用的探索性因子分析中的主成分方法和最大方差法来进行分析，并根据特征值>1 的标准，对因子个数选择方面进行判断[③]，得到表 5.8 所示的探索性因子分析结果。由表 5.8 可以看出，经过探索性因子分析共得到 9 个特征值大于 1 的因子，它们的累计贡献率达到了 61.708%，说明这 9 个公共因子中所代表的影响因素能够较好的覆盖和反映健康网站可用性的多数影响因素。

---

① 吴明隆. 问卷统计分析实务——SPSS 操作与应用[M]. 重庆：重庆大学出版社，2010：267-269.
② 同上①.
③ Simonin, B. L. Transfer of marketing know-how in international strategic alliances: An empirical investigation of the role and antecedents of knowledge ambiguity [J]. Journal of International Business Studies, 1999, 33(3): 463-490.

表 5.8　因子累计贡献率

成分	初始特征值			平方和负荷量萃取			转轴平方和负荷量		
	总和	方差的%	累积%	总和	方差的%	累积%	总和	方差的%	累积%
1	9.802	28.006	28.006	9.802	28.006	28.006	3.295	9.414	9.414
2	2.651	7.574	35.581	2.651	7.574	35.581	2.942	8.407	17.821
3	1.953	5.580	41.161	1.953	5.580	41.161	2.887	8.247	26.068
4	1.453	4.152	45.313	1.453	4.152	45.313	2.353	6.722	32.791
5	1.340	3.828	49.140	1.340	3.828	49.140	2.286	6.533	39.323
6	1.195	3.414	52.554	1.195	3.414	52.554	2.230	6.371	45.694
7	1.106	3.161	55.715	1.106	3.161	55.715	2.130	6.087	51.781
8	1.074	3.070	58.785	1.074	3.070	58.785	2.066	5.902	57.682
9	1.023	2.924	61.708	1.023	2.924	61.708	1.409	4.026	61.708
10	0.941	2.689	64.397						

公因子的碎石图又称陡坡图，用以协助决定因子的个数，能够直观清楚地展现各因子复合系数的偏向情况。图 5.1 中，横轴表示成分数（即所有被测因素），纵轴表示方法贡献特征值。从图中可见，急速上升的曲线表示有特殊因素的存在，当曲线趋于平缓时，表示无特殊因素值得抽取，本次数据提取中，提取 9 个主成分因子时，损失较少。

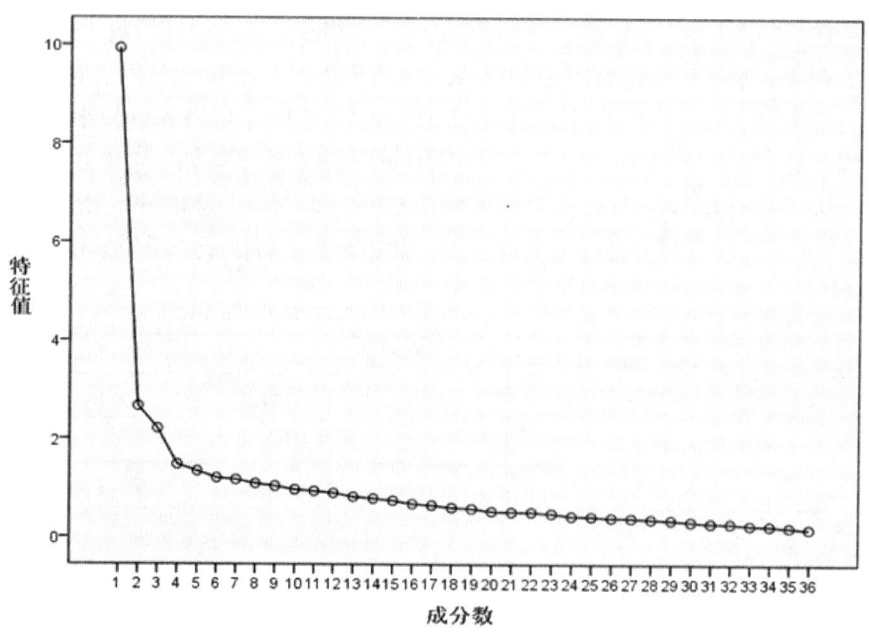

图 5.1　因子碎石图

经过相应的最大方差正交旋转处理后，各个变量的测量题项在对应的因子上的最小因子载荷都超过了 0.4，这说明了所用的量表具有较好的区分效度。由表 5.9 可以发现：公共因子 1 包含了 a40、a46、a47、a48、a29；公共因子 2 包含了 a11、a17、a22、a32、a33、a52；公共因子 3 包含了 a24、a25、a26、a27、a34、a36、a37；公共因子 4 包含了 a20、a21、a23；公共因子 5 包含了 a38、a41、a42、a43；公共因子 6 包含了 a13、a14、a15、a16　公共因子 7 包含了 a35、a39、a51，公共因子 8 包含了 a18、a19；公共因子 9 包含了 a44、a49。

表 5.9 因子负荷系数

题项	公共因子								
	1	2	3	4	5	6	7	8	9
a47	**0.751**	0.058	0.130	0.114	0.148	0.138	0.116	0.068	0.054
a46	**0.735**	0.152	0.082	0.104	0.132	0.059	0.179	0.132	0.140
a48	**0.625**	0.066	0.259	0.212	0.021	0.078	0.355	-0.007	0.159
a40	**0.563**	0.084	-0.061	0.285	0.372	-0.029	0.286	-0.100	-0.051
a29	**0.402**	-0.138	0.210	###	0.076	-0.090	0.291	0.330	0.075
a33	-0.101	**0.658**	-0.013	0.062	0.280	0.148	0.126	0.129	0.252
a52	0.078	**0.631**	0.147	###	0.122	0.156	0.143	0.034	0.216
a32	0.003	**0.622**	0.339	###	0.103	0.087	0.267	0.149	0.038
a11	0.285	**0.593**	0.216	0.178	-0.076	0.213	-0.200	-0.063	-0.148
a22	0.158	**0.578**	0.062	0.361	0.200	0.089	-0.004	0.131	-0.009
a17	0.261	**0.492**	0.142	0.071	0.003	0.394	-0.104	0.374	-0.007
a25	-0.023	-0.033	**0.720**	0.245	0.252	0.081	0.053	0.043	0.158
a26	0.212	0.266	**0.649**	0.141	0.093	0.088	0.002	0.073	0.077
a24	0.385	0.110	**0.512**	0.395	0.091	0.006	0.077	0.104	-0.144
a27	0.068	0.243	**0.509**	###	0.096	0.171	0.050	0.125	0.180
a36	0.157	0.123	**0.468**	0.081	0.398	0.101	0.208	0.187	-0.060
a37	0.330	0.081	**0.431**	###	0.192	0.090	0.218	0.114	-0.113
a34	0.384	0.343	**0.420**	0.008	0.090	0.219	0.108	-0.177	-0.110
a21	0.122	0.057	0.175	**0.748**	-0.051	0.082	0.096	0.116	-0.046
a20	0.052	0.191	-0.065	**0.729**	-0.062	-0.058	0.225	0.179	0.227
a23	0.178	-0.121	0.169	**0.695**	0.225	0.194	-0.002	0.197	0.062
a38	-0.028	0.173	0.305	###	**0.696**	0.177	0.157	-0.075	0.064
a41	0.322	0.144	0.135	0.076	**0.676**	0.146	0.152	0.040	0.049
a43	0.393	0.092	0.195	0.091	**0.552**	-0.055	-0.069	0.103	0.158
a42	0.250	0.271	0.321	###	**0.430**	0.049	-0.057	0.097	0.265
a14	0.075	0.073	-0.010	0.037	0.401	**0.713**	0.065	0.108	-0.104
a15	0.086	0.340	0.152	0.112	0.051	**0.645**	0.152	0.095	0.082
a16	-0.052	0.274	0.208	0.123	0.034	**0.543**	0.030	0.259	0.200
a13	0.223	0.151	0.350	0.003	-0.071	**0.530**	0.017	-0.075	0.395
a51	0.300	0.061	0.088	0.095	0.099	0.002	**0.725**	0.117	-0.047
a39	0.230	0.154	0.074	0.188	0.088	0.145	**0.681**	-0.082	0.202
a35	0.295	0.070	0.153	0.233	0.213	0.202	**0.419**	0.208	-0.309
a19	0.082	0.193	0.093	0.219	0.038	0.122	0.026	**0.801**	0.074
a18	0.031	0.092	0.090	0.210	0.031	0.131	0.056	**0.783**	0.037
a44	0.109	0.237	0.090	0.192	0.245	0.069	-0.010	0.192	**0.655**
a49	0.369	0.059	0.173	0.014	0.035	0.231	0.325	-0.005	**0.497**

因子 1 总共包含了 5 个题项，基本都涉及用户在使用健康网站过程中对网站信息信任的一些要素，如网站的权威性、信息的科学依据等。因子 2 总共包含了 6 个题项，主

要涉及对网站信息的获取性，如链接的有效性、访问速度和途径等。因子 3 涉及 7 个题项，其中包括了搜索引擎、网站导航、用户注册、预约挂号等与网站交互有密切联系的相关内容；因子 4 所包含的三个题项主要是对信息内容的时效性、信息内容的覆盖范围、信息内容的表现手段等进行的描述；因子 5 所包含的题项为 4 个，主要描述了用户对在线医生的使用体验、个人健康信息的服务、以及预约服务等；因子 6 主要涉及对网站实用性，即网站使用后的效用性或者满意度，如"是否使用网站后可以对自己的健康有一定的诊断"；因子 7 的三个题项主要涉及网站页面的布局、颜色、字体等外观方面的因素；因子 8 中的两个题项，一个涉及信息的分类体系，另一个涉及网站中信息之间的关联性，都反映了网站中安排信息的体系结构；因子 9 的两个题项则主要涉及与个人隐私相关的内容。

5.2.3 探索性因子分析结果讨论

由于问项是借鉴已有的研究和第四章质性访谈的结果设计的，而且在设计时尽可能地将健康网站可用性影响因素的维度及其所属的元素和相应的概念纳入到问卷之中，所以题项比较多。但是通过因子分析发现，有些问项并没有在因子分析结果中构成健康网站可用性的影响因素，而被删除。因为健康网站可用性的维度和元素以及所属的概念内容等涉及的面和点特别多，如果要进行定量的具有可操作性的测量，采取"穷尽式"的策略并不可行。因此，在研究设计过程中选择了因子分析法，用于提炼能否反映健康网站可用性的维度及其所属的元素。

依据因子分析的研究结果可知，整体上而言，研究结果与第四章质性访谈的结果基本一致，9 个因子涵盖了第四章质性研究中所得出的影响因素维度中的大部分元素和相关概念。但从微观上看，与第四章质性访谈的结果又有一些不一致的地方。因为质性研究本身存在主观性较强，而且研究结果无法扩大到其他样本。因此，出现不一致的地方也在预料之中。因子分析结果所表明的不一致主要有以下几个方面：

（1）医药电子商务与专业服务的合并

依据因子分析结果可以发现，医药电子商务维度下的"电子商务功能开发"元素被纳入到专业服务的维度之内，结合质性研究可以发现，受访者"健康网站中如果提供医学药品专门的电子商务，会比较好，这样买药更加方便，毕竟网上现在卖药的电子商务还不多"。这在一定程度上说明一些受访者可能也将医药电子商务作为一项专门的服务，因此电子商务融入到专业服务维度当中也存在一定的合理性。

（2）广告与网站可信性的合并

在因子分析中，广告维度下的"广告数量"这个元素被纳入到了网站可信性的维度中。质性研究中的个别受访者（F3）提出"广告的数量太多，分不清哪些内容是真的，容易影响对网站其他健康内容的信任"，这也在一定程度上说明了广告与网站可信性的密切关系。而另外还有一些研究成果也对此做了进一步说明。如 Seidman 根据对日本网络医学信息现状进行了探讨和分析，发现 62%的人认为没有广告的网站可信度高一些[①]。

---

① Tatsumi H, Mitani H. Internet Medical Usage in Japan: Current Situation and Issues[J]. J MedInternet Res. 2001, 3 (1): 12.

这也进一步说明"广告数量"被纳入网站可信性维度中是有一定可能性和科学性的。

（3）信息阅读与信息可获取性的合并

通过探索性因子可以看出，信息阅读维度下的"信息可理解性"被纳入到了信息可获取性的维度之中。通过对已有文献的分析发现，信息可理解性与信息可获取性存在一定的关系，如美国心理学家奥苏贝勒认为信息理解的过程就是发现新信息的过程，信息理解的实质是获取信息的手段。而信息构建专家沃尔曼认为用户从书中或者网站中所获取的信息实际上要少于他们应该获取的信息，主要原因就在于信息来源方的作者、设计者们对信息的表达效果和用户的理解[①]。这些也在一定程度上说明信息可理解性与信息可获取性存在着较为密切的关系，信息可理解性并入信息可获取性中是有一定可能性的。

（4）用户交流与网站交互性的合并

因子分析结果显示，"用户交流"维度中的两个元素都被归入到了"网站交互性"的维度之中。用户交流的两个元素"论坛"和"用户评价机制"其实从本质上来看应该属于人人之间的互动，也属于交互方式的一种，因此存在合并的可能性。

以上讨论结果主要基于质性访谈和探索性因子进行的分析，尽管其具有一定的客观性，由于样本数量的限制，可能会存在一定的不足，后续研究将通过较大的样本对因子分析结果做进一步的验证。

5.2.4 影响因素的确定和解释

将最终量表与初始量表进行比较可以发现，尽管访谈内容中所识别出了 13 个影响因素，但在因子分析中却对访谈中的个别因素进行了筛选和合并，最终提炼出了 13 个影响因素中的最为核心的 9 个影响因素（信息可信性、信息可获取性、网站交互性、信息内容质量、专业服务、网站实用性、网站外观、信息体系结构、隐私保护），并对其进行了命名。具体如表 5.10 所示。

表 5.10 影响因素构成因子命名列表

维度	题项	测量内容概要
信息可信性	a47	网站在互联网中的排名
	a46	网站具有明确的相关声明
	a48	医学专业权威机构专业认证
	a40	医学健康信息的来源和依据
	a29	商业广告的成分是否很少
信息可获取性	a33	网站链接都是有效可用的
	a52	为达到访问目标所点击和通过的链接数量
	a32	网站具有较快的响应速度
	a11	网站内容文字的可理解性
	a22	网站支持不同用户群通道
	a17	可以采用手机或其他方式进行访问

---

① 沃尔曼. 信息饥渴：信息选取、表达与透析[M]. 李银胜（译）. 北京：电子工业出版社，2001：89.

续表

维度	题项	测量内容概要
网站的交互性	a25	用户可以参与对网站信息的评价，并予以公开
	a26	导航系统对用户浏览路径的清晰的显示，并提供返回路径
	a24	信息查找具有易操作性，查找结果具有相关性
	a27	具有定制健康信息的推送功能
	a36	健康网站论坛具有较高的开放性，并保证用户间的开展交流的便捷性
	a37	网站具有信息输入错误的提示功能
	a34	用户注册过程简单便捷
信息内容质量	a21	医学健康信息的表现手段
	a20	信息更新速度
	a23	信息的覆盖范围
专业服务	a38	网站提供较为便捷的自我健康的基本诊断功能
	a41	网站提供快速和专业的在线医生咨询服务
	a43	网站提供便捷的门诊网上预约挂号服务
	a42	网站提供专门的医药电子商务
网站实用性	a14	可以准确对自身的健康进行诊断
	a15	可以使我增长医学健康的相关知识
	a16	持续使用并推荐给被人使用
	a13	可以准确地找到所需医院、医生和药品等
网站外观	a51	网站的颜色和字体的舒适度
	a39	网站页面布局的简洁程度
	a35	网站页面的长度与宽度的合理性
信息体系结构	a19	信息关联性
	a18	信息的分类体系
隐私保护	a44	隐私输入提醒功能
	a49	网站个人隐私政策说明的详细和完善程度

（1）网站可信性

因子分析结果与已有研究结果和访谈的内容基本一致，其中广告的加入也在上文中进行了讨论。仍可以对其命名为"网站可信性"，主要从五个题项来对信息使用过程中的可信性进行测评，主要包括网站在互联网中的排名、权威性（是否为权威机构网站或者经过权威机构认证）、医学信息的作者和参考依据、网站的广告成分等。其中，网站的排名主要是该网站在互联网中的一些访问量的排名等，访问量的多少在一定程度上反映了该健康网站的影响度，可以在一定程度上反映出网民对该站点的信任程度；网站的权威性认证主要是指网站通过权威的医学健康相关专业机构或相关专业的医学专家的认证，如卫生部、权威医院或医生专家的认证等，具体可以包括：互联网医疗卫生信息服务许可证、互联网药品、信息服务许可证、卫生部卫生信息服务网络管理审核、互联网药品信息服务资格证、网络文化经营许可证等，这些认证的存在可以帮助用户了解该网站所具有的资质，可以在一定程度上作为用户对该网站建立信任的基础；医学健康信息的作者和参考依据主要指网站应解释健康内容产生的过程或注明信息来源，且来源作者或者机构应该有明确的身份或者具有正规的医学从业资格认证或其它权威机构的认证等，这会在一定程度上帮助用户判断该网站是否可信；网站的声明包括网站的目标、网站的联系方式、网站的运营策略，网站的资金来源以及相应的免责声明，如一些健康网站为了能够保证所提供信息具有较强的准确性，为了避免发生所提供信息的版权问题，他们会对所提供的信息的信息源以及信息的错误进行声明，并且也会在声明中强调所提供的信息内容只是一般的卫生健康信息，而不是专业的医学健康咨询，因此不会去承担一些具体的责任，明确的声明可以在一定程度上帮助用户清晰的判断网站是否可信。另外，根据 Seidman 的研究[①]，也可以进一步说明健康网站中广告成分的多少可以作为可信性的判断依据之一。以上的五个方面反映出了网站可信性的几个不同方面，并影响着健康网站的可信性，所反映的内容基本包含在访谈结果中，并与已有研究成果基本一致，因此可以作为分析网站可信性如何影响健康网站可用性的观测变量或测评指标。

（2）信息可获取性

探索性因子分析结果与已有研究结果和访谈的内容基本一致，其中信息可理解性的加入也在上文中进行了讨论。根据多数题项的含义，仍可命名为"信息可获取性"。"信息可获取性"主要由六个题项来进行测评，主要包括：网站链接有效性、网站的访问速度、网站信息的容易理解程度、个性化信息访问入口、访问途径的多元性等。网站链接有效性是信息可获取性的基础，如果无效网页多、死链接多，用户就不易获得所需的信息。网站的响应时间和下载速度，直接反映了健康网站用户获取信息的效率。而健康网站的易理解性主要包含了两个方面，一方面指语言表达是否清晰，如果表达的内容冗余、重复、混乱，用户会失去阅读和理解的兴趣，更加不可能会对内容接受；另一方面，网站内容的表达方式是否得当，逻辑性和层次性等是否合理以及内容的通俗性都会影响用户对网站的理解程度，因此网站的易理解性直接关系到用户是否能够有效获取和利用健康网站的信息。个性化入口，可以理解为健康网站为不同需求用户提供的捷径，如老人、儿童、男人、女人等，或者是按照不同科室的划分进行网站入口的设置等，对于提高用户获取相应信息的效率，有较大的帮助。此外，从因子分析结果也可以看到，扩大访问健康网站的途径，如增加手机访问机制等，也同样会直接影响着健康网站的信息可获取性。因此，因子分析结果所得出的六个方面的结果与访谈和相关理论基本相一致，也能够较好地反映出健康网站的信息可获取性，可以作为分析信息可获取性如何影响健康网站可用性的观测变量或测评指标。

（3）网站的交互性

因子分析的结果显示，信息查找、导航、注册等被合并在了一起，形成一个公共因

[①] Tatsumi H, Mitani H. Internet Medical Usage in Japan: Current Situation and Issues[J]. J MedInternet Res, 2001, 3 (1): 12.

子，与已有研究的相关结果基本一致。信息查找的核心主要在于用户对健康网站中搜索引擎的搜索策略选择和对搜索结果的评价，这两个方面都表现出了搜索引擎和用户的互动过程，同时也会影响用户对网站的体验。网站的导航会通过导航链接颜色、面包屑导航条等与用户进行互动，从而帮助用户定位所在的位置。另外，定制服务推送、用户注册、以及输入错误提醒等都是用户和健康网站之间的直接交互，因此，包括搜索、导航以及上述功能等都属于人机交互的维度，直接影响着用户对健康网站的体验和可用性。此外，如前文中所述论坛和用户参与也在一定程度上反映出了网站的交互性。因此结合已有研究结果、访谈结果，因子分析所得出的七个方面，都会直接对网站的交互性能产生影响，进而影响健康网站的可用性，并且可以作为反映健康网站交互性如何对健康网站可用性进行影响的观测变量或测评指标。

（4）专业服务

从统计结果来看，在线医生咨询、预约挂号、医药电子商务以及自我健康诊断等共同构成了一个公共因子，这几个因素都属于健康网站所提供的特色专业服务的维度，与质性研究基本一致，关于"电子商务"的加入也在上文中进行了讨论，根据所包含大多数题项的含义，仍可将其命名为"专业服务"。专业服务的全面性和质量是影响健康网站用户体验的十分重要的因素，而其中作为核心专业服务的在线医生咨询、预约挂号、医药电子商务等会直接影响专业服务的质量，从而对健康网站的可用性产生影响。在线医生咨询响应的快速性以及所回答内容的详尽性，是用户在使用时所关注的；预约挂号是否易于操作则是用户在使用过程中所考虑的；医药电子商务与一般性的电子商务类似，用户主要关注的是其产品的种类和信用，以及购买过程的简易性；此外，自我健康诊断功能，一般只能作为用户健康体检的辅助性参考，其所具有的灵活性和准确性也是用户在体验中所关注的。因此，结合访谈结果、相关研究结果以及因子分析结果进行分析，可以看出专业服务会从不同方面对健康网站可用性产生影响，在线医生咨询、医药电子商务等均能够成为反映"专业服务"的观测变量或测评指标。

（5）信息内容质量

因子分析的结果与质性分析结果相一致，信息内容质量主要包括信息的全面性、时效性、表现性三个方面。信息的全面性，主要指健康网站中的信息的覆盖范围是否全面，在访谈过程中，不少医生和相关医学专业人员提到医学健康信息所涉及的内容应该包括：疾病的治疗整个过程信息（如病因、症状、鉴别、检查、治疗、药品和医院推荐等）、保健信息、以及医学健康动态新闻等，当然，最重要的则是能否包含了用户所需要的信息，满足用户信息需求。信息时效性，主要指健康网站中信息的更新频率和新颖程度，可以帮助用户及时了解各种医学健康信息的变化，主要通过信息的发布时间或者网页的更新时间来进行分析。信息的表现手段，主要指通过不同的方式对信息进行展现的过程，如借助图片、视频、音频对信息进行显示等。这三个因素从不同的方面反映出了健康网站的信息内容质量，在一定程度上对健康网站的可用性产生影响。

（6）网站的实用性

因子分析结果与访谈内容基本一致，主要反映了用户对健康网站使用的体验的具体程度，网站的实用性主要是从用户使用态度的角度出发，体现了可用性对用户满意的强调。经过因子分析的筛选后，网站实用性主要包含了对用户自身较为准确的诊断、可以找到并全面了解药品信息、可以准确找到医生和医院信息、持续使用该健康网站。这四个方面都是由上文中的质性分析得出的，能够客观地反映出用户使用健康网站时从需求到目标实现整个过程的基本态度。用户自身健康诊断是健康网站所提供的专业服务之一，诊断结果的准确性会影响着用户使用网站的积极态度；而对于用户查找相关信息需求的准确满足同样会直接影响网站用户的满意程度；是否会持续使用该网站并推荐给其他人，则反映出用户使用网站后的整体态度，可以表现出用户使用该健康网站是否具有较好的持续性。因此，结合相应的研究成果以及前文中的质性分析，因子分析结果所得出的四个题项可以较好地反映出用户的使用效果，进而在一定程度上影响健康网站的可用性。

（7）网站外观

通过因子分析结果可以发现，网站页面的颜色、布局、长度和宽度等共同构成了一个公共因子，基本与已有研究相一致。根据已有研究和质性分析可以发现，网站页面的颜色选择、布局的简洁性以及页面的尺寸等都会作用于用户的视觉，从而影响其在网站中的体验，直接关系到健康网站的可用性，因此，网站外观主要会从这三个方面来对健康网站的可用性产生影响，并可以将这三个方面作为健康网站外观的相关观测变量或测评指标。

（8）信息体系结构

因子分析结果与质性分析的结果相一致，根据题项的具体内容，两个题项也基本都反映了"信息体系结构"。其中信息的交叉链接更多的反映了信息体系的横向结构，即在网站当中借助超链接的方式连接了不同的，但是具有一定关联的信息；而信息分类则主要体现了纵向的信息体系结构，用户可以根据信息的不同类别和层次划分，来获取所需要的信息，以上的两种不同结构都会与用户发现信息和使用信息的效率产生密切的关系，从而影响健康网站的可用性。

（9）隐私保护

因子分析的结果显示，在这个公共因子中的两个题项，即隐私政策说明和隐私提醒，主要属于隐私保护的维度，与质性研究的结果基本一致。对已有研究的分析可以发现，网站的隐私保护的力度的增强可以避免用户访问网站中隐私泄露的风险，使用户可以更为安全的使用健康网站，健康网站中的隐私政策说明的详细程度以及是否具有隐私信息外泄的提醒功能都在一定程度上能够反映出隐私保护的力度，因此在分析"隐私保护"如何影响健康网站可用性时，这两个题项可以作为相关的观测变量和测评指标。

通过因子分析的过程，并结合前文中的访谈内容，对健康网站的核心因素进行了发现和筛选，进一步明确了影响因素的9个维度及其测度的变量。为了对这影响因素的9个维度作进一步的验证，以及从用户的角度探索这9个维度对健康网站可用性的影响程度，接下来一个部分将借助验证性因子分析、结构方程模型等来做进一步的深入研究和探讨。

5.3 健康网站可用性影响因素验证性分析

为了对已经得出的健康网站可用性影响因素的 9 个维度进行较为准确的验证，其中本研究的大规模调查工作于 2012 年 11 月 4 日至 11 月 24 日进行，调查主要是面向访问或者使用过健康网站的用户，包括普通用户、患者及医生、护士等专业人员。为了保证足够的样本量，采取两种途径获取调查问卷，即直接发送纸质问卷和网络问卷方式，其中纸质问卷 250 份，网络问卷也是 250 份。综合两种途径所获得的问卷，共收到有效问卷 467 份，通过对问卷进行相应的缺失值分析，发现只有 4 份问卷中出现了缺失值，所占比例很低，可以对其进行直接删除，且不会对总体样本造成影响，也不会对结构方程模型造成相应的数据影响。本研究通过使用 SPSS15.0 软件进行相关样本统计数据的分析，并使用 AMOS7.0 结构方程模型软件进行验证性因子分析，从而对上述研究中的 9 个影响因素进行验证，并对不同因素的影响力度进行分析。

5.3.1 样本统计分布

在 467 名调查对象中，女性有 245 人，占总人数的 52.50%，男性有 222 人，占总人数的 47.50%（图 5.2）。调查对象的年龄分布小于 20 岁的为 17 人，占总人数的 3.60%；21~30 岁之间的有 282 人，占总人数的 60.40%；31~40 岁之间的有 103 人，占总人数的 22.10%；41~50 岁之间的有 35 人，占总人数的 7.50%；大于 50 岁的有 30 人，占总人数的 6.40%（图 5.3）。

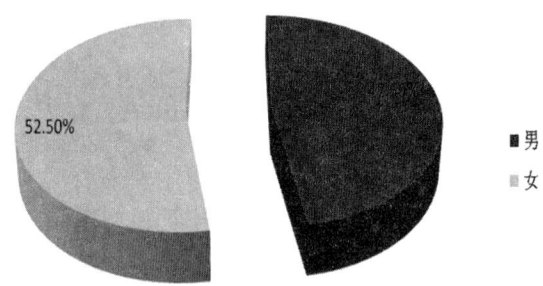

图 5.2 调查对象的性别分布

受访者的文化程度如图 5.4 所示，其中本科学历的受访人数最多，大约为 178 人，占总人数的 38.10%；硕士次之，有 159 人，占总人数的 34.10%；本科以下人数 77 人，占总人数的 16.50%；博士人数为 53 人，占总人数的 11.30%。另外，在调查中有 208 名受访者有医学专业背景，占总人数的 44.50%；259 人没有医学专业背景，占总人数的 55.50%（图 5.5）。

第 5 章　健康网站可用性影响因素实证研究

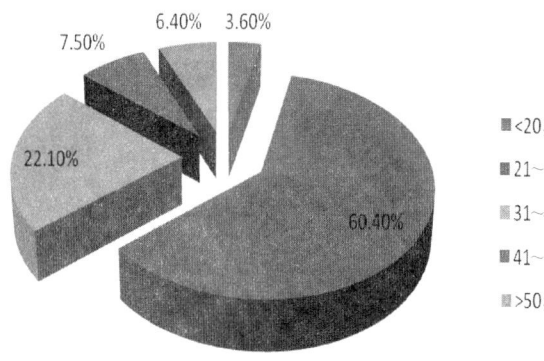

图 5.3　调查对象的年龄分布

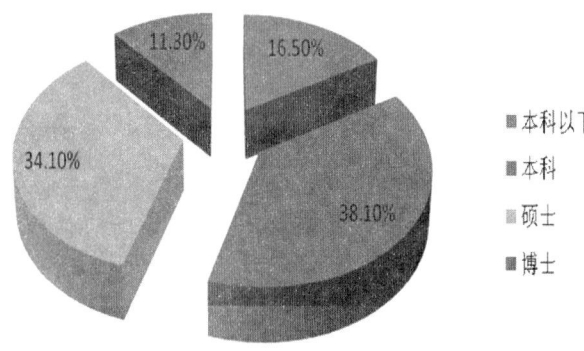

图 5.4　调查对象的文化程度分布

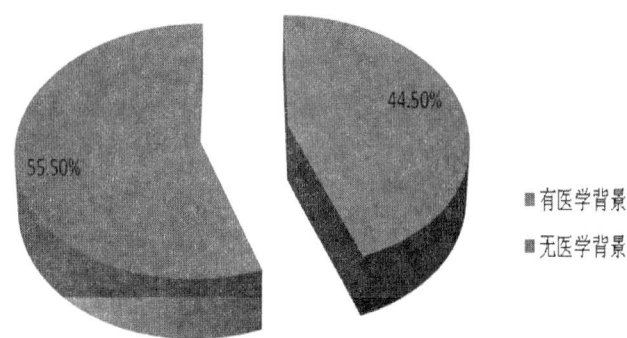

图 5.5　调查对象专业背景分布

受访者在网络使用年限方面，其中 1~3 年的人数为 23 人，占总人数的 4.90%；4~6 年的人数为 72 人，占总人数的 15.40%；7~9 年的人数为 171 人，占总人数的 36.60%；10 年以上的人数 201 人，占总人数的 43.10%（图 5.6）。另外，在受访者的健康状况方面，其中感觉身体健康欠佳的人数为 103 人，占总人数的 22.10%；感觉身体健康一般的人数为 198 人，占总人数的 42.40%；而感觉身体健康良好的人数为 166 人，占总人数的 35.50%（图 5.7）。

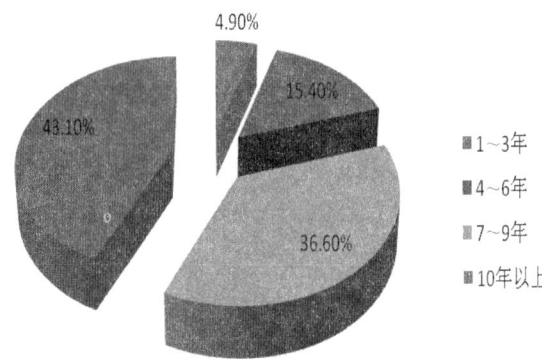

图 5.6 调查对象的网络使用年限分布

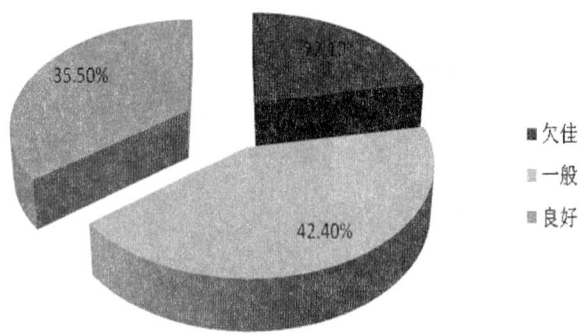

图 5.7 受访者的健康状况分布

5.3.2 可用性影响因素理论模型的构建

上文中通过访谈和探索性因子已经明确了影响健康网站可用性的核心因素主要有：信息可信性、信息可获取性、网站的交互性、专业服务、信息内容质量、网站外观、网站实用性、信息体系结构以及隐私保护。为了对不同因子做进一步的验证和对其影响程度的分析，本研究对这 9 个影响因素进行理论模型的构建和测量。构建的原理主要根据结构方程的二阶验证性因子分析建模原理。二阶验证性因子分析模型（second-order CFA model）是一阶验证性因子分析模型（first-order CFA model）的特例，又称为高阶因子分析。本研究之所以会采用二阶验证性因子分析模型作为影响因素模型构建的基础，主要是因为各个不同的影响因素在访谈过程和探索性因子分析的结果中都表现得比较独立，分别对健康网站的可用性产生影响，且在以往的研究中也可以发现这些因素大部分也都可以作为可用性测评方案中的具体指标，因此健康网站的可用性可以作为一个更高阶的潜在变量，对作为并列一阶因子的 9 个影响因素做出解释，符合二阶验证性因子分析的基本假定,因此可以采用二阶验证性因子分析作为构建影响因素模型的基础方法和理论。

具体理论模型的建立主要借助 AMOS 软件进行操作，图 5.8 为健康网站可用性影响因素初始二阶 CFA 模型，可用性作为外因潜在变量，是更为高阶的因子，9 个影响因素被界定为内因潜在变量，而 9 个影响因素所分别包含的题项界定为各自的观测变量。在这个模型中，假设测量变量间没有误差共变量存在，也没有跨负荷量存在，每个测量变量均只受到一个初阶因子的影响。其中 HW 为健康网站的缩写。

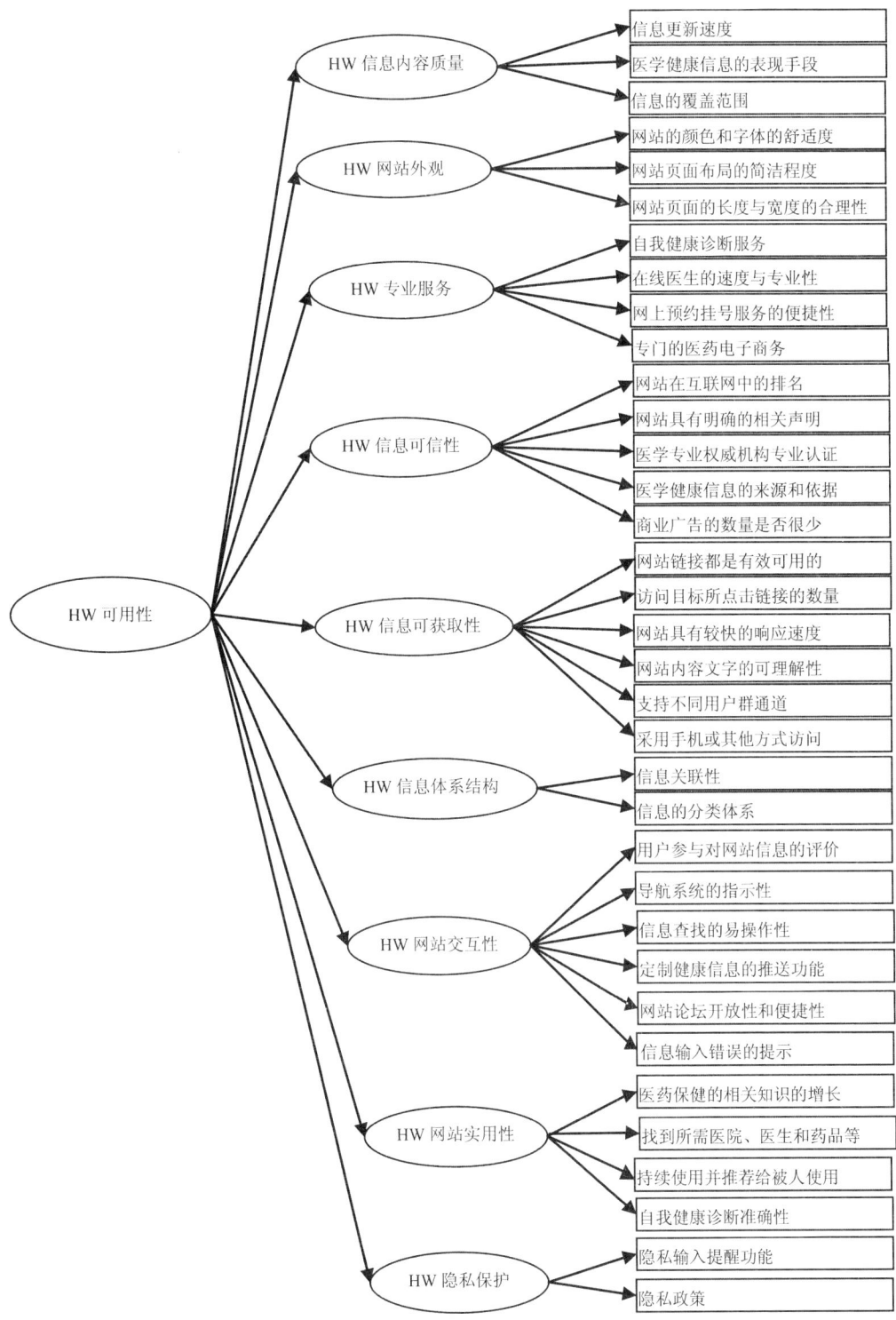

图 5.8　医学健康网站可用性影响因素结构测量概念模型 M1

5.3.3 可用性影响因素理论模型的验证

本书主要采用了结构方程分析方法对上述所得出的影响因素进行验证和分析。具体过程如下。

（1）影响因素结构方程模型识别

影响因素结构方程模型可识别的条件是必须满足两个具体的法则：t 法则（t-rule）和二指标法则（two-indicator rule）。其中，t 法则规定模型中的待估参数的个数必须小于等于 $N(N+1)/2$，其中 N 为观测变量个数。本研究中的验证性因子分析模型共有 36 个观测指标，$N(N+1)/2=36(36+1)/2=296$，因此本研究满足模型中的 t 法则。而二指标法则（two-indicator rule）则规定模型中的所有潜在变量都应该有至少两个非零的观测变量，一个观测变量只测量潜在变量中的一个特定性质，不同因子间应保持一定的相互独立。如果同时满足上述几个条件，则满足该法则。从具体的模型来看，本研究的模型基本满足上述的几个条件，符合了二指标法则。

综上所述，本研究所提出的具体的研究模型基本符合 t 法则和二指标法则，满足结构方程模型的可识别的基本条件，因此本研究所提出的模型是可识别的。

（2）影响因素结构方程模型的评估

①模型的参数估计

对于结构方程模型的参数进行估计，应用最为广泛的是极大似然估计法，本研究也主要采用这种方法来对模型的参数进行估计。另外，本研究的各种参数估计和验证性因子分析模型的评价主要应用了 AMOS7.0 软件来完成，该软件可以根据结构方程模型中的相关测量指标的方差和协方差对参数进行估计。

表 5.11　测量指标的参数估计

变量	变量指标	R^2	T 值	标准化估计值	建构信度	AVE
隐私保护	a49	0.387	—	0.622	0.5226	0.4942
	a44	0.322	5.787	0.567		0.703
信息体系架构	a18	0.531	—	0.728	0.7767	0.6365
	a19	0.743	6.069	0.862		0.799
网站外观	a51	0.400	—	0.632	0.6693	0.523
	a39	0.424	6.809	0.651		0.723
	a35	0.385	6.615	0.621		
网站实用性	a14	0.292	—	0.541	0.7103	0.5031
	a15	0.525	6.611	0.725		0.709
	a16	0.384	6.137	0.619		
	a13	0.331	5.875	0.575		
网站可信性	a47	0.567	—	0.753	0.8109	0.5373
	a46	0.570	10.327	0.755		0.733
	a48	0.583	10.435	0.763		
	a40	0.356	8.159	0.597		
	a29	0.169	5.577	0.511		

续表

变量	变量指标	R^2	T 值	标准化估计值	建构信度	AVE
信息可获取性	a33	0.365	—	0.604	0.7863	0.561 0.749
	a52	0.367	6.896	0.605		
	a32	0.435	7.329	0.660		
	a11	0.309	6.470	0.556		
	a22	0.368	6.906	0.607		
	a17	0.442	7.366	0.665		
网站交互性	a25	0.354	—	0.595	0.7908	0.5021 0.708
	a26	0.444	7.519	0.666		
	a24	0.423	7.396	0.651		
	a27	0.261	6.163	0.511		
	a37	0.279	6.324	0.528		
	a34	0.326	6.723	0.571		
	a36	0.381	7.120	0.617		
信息内容质量	a21	0.544	—	0.738	0.73	0.5247 0.724
	a20	0.423	7.307	0.651		
	a23	0.456	7.442	0.675		
专业服务	a43	0.408	—	0.639	0.7432	0.5509 0.742
	a41	0.522	8.006	0.722		
	a38	0.376	7.137	0.613		
	a42	0.378	7.153	0.615		

如表 5.11 所示，为运用 AMOS7.0 软件，对模型进行分析所得出的各个指标的参数估计结果。从表中可以看出所采用极大似然法所估计出的各个变量在其测量指标上的标准化估计值和显著性检验（T 值），其中标准化估计值反映了各指标在其变量上的因子负荷，各指标的因子负荷均大于 0.5，且 T 值都大于 2，即满足了显著性。这些参数将作为模型评价和信效度评估的数据基础。

②模型评价

对验证性因子模型的评价主要从一些具体的指标来进行判断，包括绝对拟合指标、相对拟合指标以及简约拟合指标。

从绝对拟合指标来看，模型的 CMINDF（χ^2/df）=2.041（小于 5 且大于 2），P=0.06>0.05，未达显著水平，这表明本研究的测量模型中的协方差矩阵与测量数据中的协方差矩阵之间显著性差异不够明显，由于卡方检验具有一定的局限性，因此仍需继续考察其他相关系数。同时，近似误差的均方根 RMSEA（Root Mean Square Error of Approximation）=0.064<0.1，标准化残差均方根（SRMR）=0.072<0.08，拟合优度（GFI）=0.804>0.8，都达到了比较理想的状态。在相对拟合指数中，常规拟合指标（NFI）和增值拟合指标（IFI）的数值都大于 0.9，符合了拟合标准，而比较拟合指标（CFI）虽然等于 0.898，但基本达到了 0.9 的标准，几乎不会对模型拟合程度的判断结果产生影响。此外，简约拟合指数的两个标准简约基准拟合指标（PNFI）和简约拟合指标（PGFI）均符合了建议标准值。

因此，从整体上来看，本书中的结构方程模型的整体拟合度达到了基本要求，即模型的结构合理，本书所设计的观测变量能较为真实地测量出相应的潜变量，样本数据与模型拟合程度较高。

表 5.12 测量模型的拟合指数

拟合指数	建议值	模型	拟合情况
绝对拟合指数（Absolute Index）			
CMINDF（χ^2/df）	$2<\chi^2/df<5$	1194.087/585=2.041	理想
近似误差均方根（RMSEA）	<0.1	0.064	理想
标准化残差均方根（SRMR）	<0.8	0.072	理想
拟合优度（GFI）	>0.8	0.804	理想
相对拟合指数（Relative Index）			
常规拟合指标（NFI）	>0.9	0.906	理想
比较拟合指标（CFI）	>0.9	0.898	基本理想
增值拟合指标（IFI）	>0.9	0.911	理想
简约拟合指标（Parsimonious Index）			
简约基准拟合指标（PNFI）	>0.5	0.619	理想
简约拟合指标（PGFI）	>0.5	0.689	理想

③模型的信度评估

模型的信度评估主要包括了个别变量指标信度评估和因子整体信度评估两个方面。

个别变量指标信度评估方面：目前该标准并不统一，一些研究中强调对于个别变量指标的信度的标准是变量指标中因子标准化系数的平方 R^2 大于 0.5[①]，但多数情况下不容易满足该标准，因此目前多数研究采用测量指标的因子标准化系数达到 0.5 以上，且显著性检验大于显著性水平，即 T 值大于 2，就可通过信度评估[②]。

从表 5.11 测量指标的参数估计中可以看出，虽然变量指标中个别的 R^2 值低于 0.5 的严格标准，但是通过估算可以发现这些指标的标准化估计值都达到了 0.5 以上，而且所有指标的显著性检验值（T 值）都要大于 2，即满足了显著性水平的要求。因此，所分析的 36 个测量变量可以成为测评这 9 个潜在变量的相关指标。

因子整体信度主要通过建构信度来表示。建构信度主要是对一组潜在变量的一致性程度进行评估，建构信度越高表明测量指标的相互关联的程度越高[③]。此外，建构信度在一些结构方程的研究中也被称为组合信度，其计算公式如下：

$$\rho_c = \frac{(\sum \lambda)^2}{[(\sum \lambda)^2 + \sum(\theta)]}$$

[①] Bollen, K. Structural equations with latent variables. New York, N.Y.: Wiley, 1989:33-45.

[②] 同①。

[③] 黄芳铭. 结构方程模式:理论与应用仁 M8. 北京：中国税务出版社，2003

其中 ρ_c 为建构信度，λ 为测量变量在潜变量上的标准化系数，θ 为测量变量的测量误差。

建构信度的标准目前并没有得到统一，但多数相关研究学者，如 Kline、Raine 等人认为在标准化估计值都大于 0.5 的前提下，建构信度大于 0.5 就可以被接受。本研究将采用该标准，即大于 0.5 就可接受的标准。从表 5.11 可以看出，所有测量指标的标准化估计值都在 0.5 以上，且所对应的潜变量的建构信度也都大于 0.5，这表明各潜变量的测量表现出了良好的内部一致性，因子信度指标均可接受。

④模型的效度评估

效度评估主要通过聚合效度和区分效度两个标准进行参考。

其中聚合效度（convergent validity）是指运用不同测量工具或方法测评某一个特定测量结果所表现出的相似程度，即不同测量工具或者方法对应在相同特征的测定结果应该具有的相似性。一般情况下，潜在变量所包含的因子负荷大于 0.5，且 T 值大于 2，则表示所选的潜在变量具备聚合效度，可以对其进行聚合效度程度大小的判断。

如表 5.11 所示，各潜在变量所包含的测量指标的因子负载值都大于 0.5，T 值都大于 2，基本符合了聚合效度的基本条件，显示本研究模型中的所设置量表的潜变量具备聚合效度。另外，由表 5.11 还可以看出，各潜在变量的平均方差（AVE）大部分都在 0.5 以上，其中一个潜变量尽管未达到 0.5，但也相差很小，在可以接受的范围内。因此，这也反映出了测量指标对于潜在变量具有较强解释力，各潜在变量的测量有足够的聚合效度。

所谓区分效度（discriminant validity）是指构面所代表的潜在特质与其他构面所代表的潜在特质间低度相关或有显著的差异存在[①]。对于各潜在变量的区分效度判断，通常会对各潜在变量间完全标准化相关系数与所涉及的各个潜在变量的 AVE 的平方根值进行比较，当前者小于后者，则表明各潜在变量间存在足够的区分效度[②]。表 5.13 显示了不同维度间的完全标准化相关系数矩阵，最下面一行为通过计算得出的各个维度（潜在变量）的 AVE 平方根，通过比较可以发现，不同潜在变量的 AVE 平均值大于各个维度间的完全标准化系数，符合了区分效度的标准，显示了这 9 个潜在变量之间彼此区分效度良好。

表 5.13 潜在变量相关系数矩阵

	隐私保护	网站外观	信息体系架构	专业服务	信息内容质量	网站交互性	信息可获取性	网站信任	网站实用性
隐私保护	1								
网站外观	0.226	1							
信息体系架构	0.178	0.161	1						

---

① 吴明隆. 结构方程模型——AMOS 的操作与应用[M]. 重庆：重庆大学出版社，2010：467-468.

② Fomell C. Larcker D. Evaluation Structural Equation Models with Unobservable Variables and Measurement Error[J]. Journal of Marketing Research,1981,18（1）:39-50.

续表

	隐私保护	网站外观	信息体系架构	专业服务	信息内容质量	网站交互性	信息可获取性	网站信任	网站实用性
专业服务	0.233	0.211	0.165	1					
信息内容质量	0.207	0.187	0.147	0.192	1				
网站交互性	0.28	0.253	0.198	0.259	0.231	1			
信息可获取性	0.236	0.213	0.167	0.219	0.195	0.263	1		
网站信任	0.24	0.217	0.171	0.223	0.199	0.268	0.226	1	
网站实用性	0.232	0.209	0.164	0.215	0.191	0.259	0.218	0.222	1
AVE 平方根	0.703	0.723	0.799	0.742	0.724	0.708	0.749	0.733	0.709

综上所述，模型的拟合效果达到基本的要求，以及模型的信效度评估也都达到了相关的标准，但是模型并不是非常理想。潜在的原因可能是：第一，由于该方面的理论研究有所欠缺，构建的模型的理论基础仍旧较为薄弱。不过，作为首次尝试将健康网站可用性的影响因素维度和元素进行定量的建模分析，可以为今后健康网站可用性的测评提供依据。第二，虽然样本量接近 500 份达到了结构方程建模要求的基本要求，但可能是由于样本量仍旧偏少，今后需要进一步扩大样本检测。同时考虑到我们的研究目的，是通过对健康网站可用性影响因素的定量分析，从而找到影响健康网站可用性的核心因素，以及现有网站在这些核心因素上的不足，而不是单纯地追求模型的最优拟合效果和信效度标准。

5.3.4 验证性因子分析结果分析

借助 AMOS 软件的计算，健康网站可用性影响因素的测量模型 M1 运行结果如图 5.9 所示。

本节通过借助结构方程模型对潜在变量进行了解释和验证，并通过模型中的路径系数等指标来解释各个潜在变量（影响因素）对健康网站可用性的效用关系。结构方程模型的整体效果和路径系数等如图 5.9 所示。

9 个潜在变量在模型中的对健康网站可用性的解释和验证可以通过表 5.14 所示的相关数据加以解释。其中 9 个潜在变量的 T 值都大于 5，且 P 值都达到了显著性水平，因此进一步验证了这 9 个潜在变量对健康网站可用性所产生的直接影响，验证了访谈和探索性因子分析所识别和分析的影响因素的结果。

第 5 章 健康网站可用性影响因素实证研究

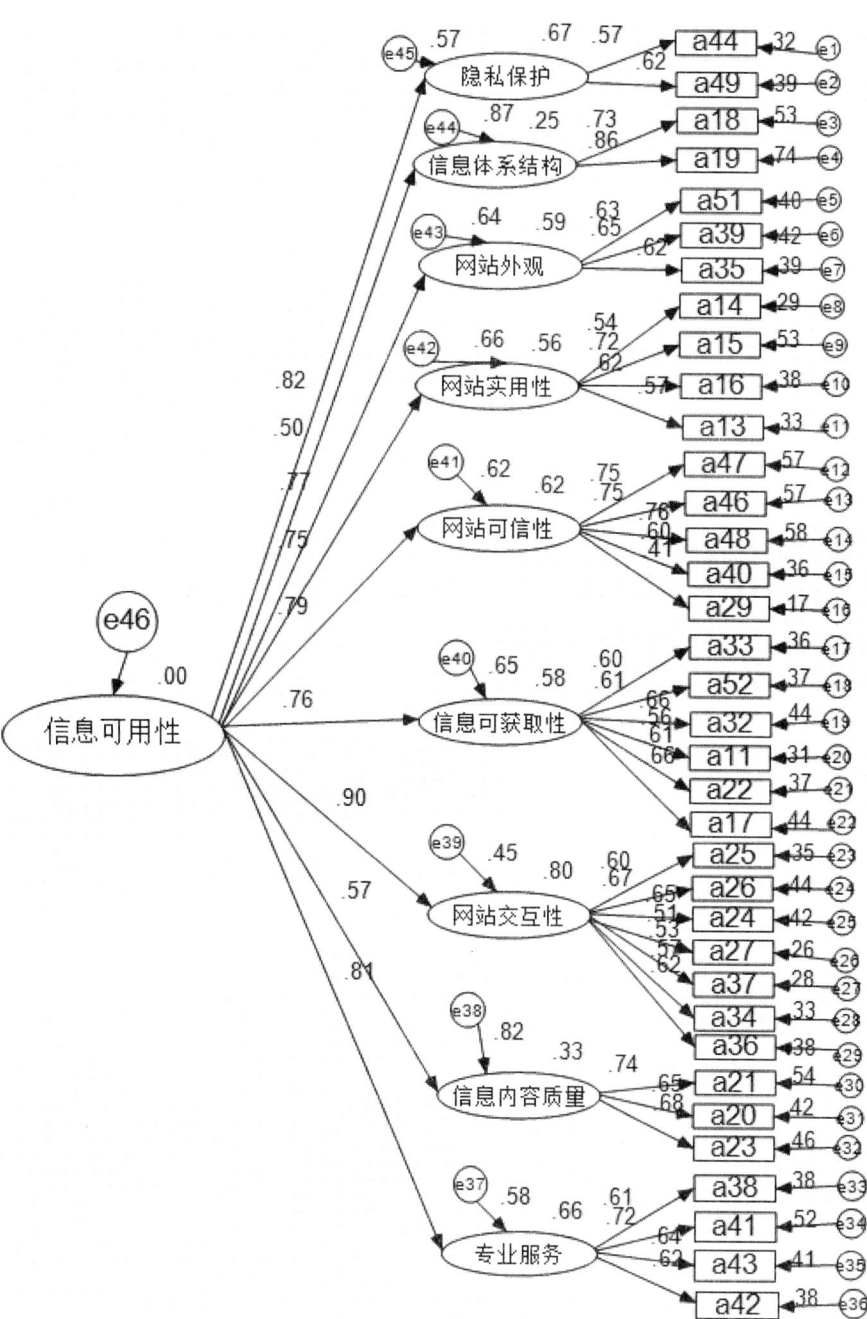

图 5.9 影响因素结构方程模型 M1 运行结果

表 5.14 验证测量模型的相关系数

潜在变量	Estimate	S.E.	C.R.	P	路径系数
网站可信性→可用性	.480	.051	9.490	***	0.787
信息可获取性→可用性	.471	.063	7.477	***	0.762
网站交互性→可用性	.559	.068	8.273	***	0.895
信息内容质量→可用性	.414	.064	6.457	***	0.572
专业服务→可用性	.466	.058	8.095	***	0.812
网站实用性→可用性	.463	.072	6.460	***	0.748
信息体系结构→可用性	.355	.070	5.089	***	0.496
网站外观→可用性	.452	.061	7.405	***	0.771
隐私保护→可用性	.500	.067	7.479	***	0.822

（1）健康网站的可信性对可用性的影响

通过表 5.14 的相关数据可以发现本研究所识别的用户对健康网站的所产性的信任，即可信性会直接对网站的可用性有正向的显著影响。其中表 5.14 中的数据显示，网站可信性与可用性的路径系数为 0.787，且 T 值为 9.490 达到显著性水平，前文中所识别的"网站可信性"这个影响因素获得支持。这表明健康网站的可信性对网站的可用性有明显的促进作用。另外，健康网站可信性的 5 个观测变量也对其产生着不同程度的影响，如表 5.15 所示。

表 5.15 网站可信性的路径系数

题项	测量内容	路径系数
a47	网站在权威网站排名机构中的排名、网站访问量等	0.753
a46	网站是否具有明确的注意事项、权益侵犯声明、免责声明等	0.755
a48	网站运营机构是否得到权威性机构的专业认证	0.763
a40	网站是否表明所提供的医学健康信息的来源	0.597
a29	网站的商业广告成分是否很少	0.411

所有观测变量都对可信性具有正向的作用，其中 a48 "网站运营机构是否得到权威性机构的专业认证"的路径系数最大为 0.763，说明其对可信性的影响程度最大，其次是网站的相关声明和网站的访问量排名；而网站中的广告的路径系数为 0.411，对可信性的影响程度最小。

（2）健康网站信息可获取性对可用性的影响

通过表 5.15 的相关数据可以发现本研究所识别的用户对健康网站信息的获取过程，即可获取性会直接对网站的可用性有正向的显著影响。其中表 5.15 中的数据显示，网站可获取性与可用性的路径系数为 0.762，T 值为 7.477 达到的显著性水平，前文中所识别的"信息可获取性"这个影响因素获得支持。这表明健康网站的信息可获取性对网站的可用性有明显的促进作用。另外，健康网站信息可获取性的六个观测变量也对其有着不同程度的影响，如表 5.16 所示。

表 5.16 信息可获取性的路径系数

题项	测量内容	路径系数
a33	网站链接绝大多数可以打开	0.604
a52	获取信息的链接路径长度	0.605
a32	响应时间和下载延迟	0.660
a11	网站内容文字是否清晰简单，容易理解	0.556
a22	网站是否支持不同用户群通道	0.607
a17	可以采用手机或其他方式进行访问	0.665

六个观测变量都对信息可获取性具有正向的作用，其中 a33 "采用手机或其他方式进行访问"的路径系数最大为 0.665，说明其对信息可获取性的影响程度最大，其次是网站的响应时间和下载延迟和网站的不同用户入口等；而 a11 的路径系数为 0.556，对信息可获取性的影响程度最小。

（3）健康网站的交互性对可用性的影响

通过表 5.16 的相关数据可以发现本研究所识别的健康网站的交互性对网站的可用性有正向的显著影响。其中表 5.16 中的数据显示，网站交互性能与可用性的路径系数为 0.895，T 值为 8.273 达到显著性水平，前文中所识别的"网站交互性"这个影响因素获得支持。这表明健康网站的网站交互性对网站的可用性有明显的促进作用。另外，健康网站的交互性所包括的七个观测变量也对其有着不同程度的影响。具体如表 5.17 所示。

表 5.17 网站交互性的路径系数

题项	测量内容	路径系数
a25	用户对网站信息进行评价	0.595
a26	导航系统是否清晰显示用户的浏览路径，提供返回路径	0.666
a24	信息查找的易操作性和准确性	0.651
a27	定制健康信息的推送（在线咨询的信息推送、定制健康信息的推送）	0.511
a36	健康网站论坛的开放和用户间的交流	0.617
a37	信息输入错误提示	0.528
a34	用户注册服务的简易程度	0.571

所有观测变量都对网站的交互性具有正向的作用，其中 a26 "导航系统"的路径系数值最大，为 0.666，说明其对网站交互性的影响程度最大，其次是网站中的信息查找和网站的相关论坛等；而网站中的定制信息推送的路径系数为 0.511，对交互性的影响程度最小。

（4）健康网站的信息内容质量对可用性的影响

通过表 5.17 的相关数据可以发现本研究所识别的健康网站的信息内容质量会直接对网站的可用性有正向的显著影响。其中表 5.17 中的数据显示，网站信息内容质量与可用性的路径系数为 0.572，T 值为 6.457 达到显著性水平，所识别的"信息内容质量"这个影响因素获得支持。这表明健康网站的信息内容质量对网站的可用性有明显的促进作用。健康网站的信息内容质量的三个观测变量对其也有着不同程度的影响,具体如表 5.18 所示。

表 5.18 信息内容质量的路径系数

题项	测量内容	路径系数
a21	医学健康信息的表现手段	0.738
a20	信息更新速度	0.651
a23	信息的覆盖范围	0.675

这三个观测变量都对"信息内容质量"具有正向的作用,其中 a21"信息的表现手段"的路径系数值最大,为 0.738,说明其对信息内容质量的影响程度最大,其次是"信息更新速度"等;而"信息更新速度"的路径系数为 0.651,对健康网站信息内容质量的影响程度最小。

(5)健康网站中的专业服务对可用性的影响

通过表 5.18 的相关数据可以发现,本研究所识别的健康网站所提供的专业服务,如医生在线咨询、预约挂号等也直接对网站的可用性有正向的显著影响。其中表 5.18 中的数据显示,网站所提供的这些专业服务的全面性与可用性的路径系数为 0.812,T 值为 8.095 达到显著性水平,所识别的"专业服务"这个影响因素获得支持。这表明健康网站所提供的专业服务的便捷性对网站的可用性有明显的促进作用。另外,健康网站的专业服务中的观测变量也有不同的影响程度,具体如表 5.19 所示。

表 5.19 专业服务的路径系数

题项	测量内容	路径系数
a38	提供自我健康的基本诊断功能	0.613
a41	提供快速和专业的在线医生咨询	0.722
a43	提供按网上预约挂号	0.639
a42	提供专门的医药电子商务	0.615

这四个观测变量都对"专业服务"具有正向的作用,其中 a41"在线医生咨询"的路径系数值最大,为 0.722,说明其对专业服务的影响程度最大,其次是"网上预约挂号"等;而"所提供的自我健康基本诊断功能"的路径系数为 0.613,对健康网站专业服务的影响程度最小。

(6)健康网站的网站外观对可用性的影响

通过表 5.19 的相关数据可以发现,本研究所识别的健康网站的网站外观会直接对网站的可用性有正向的显著影响。其中表 5.19 中的数据显示,网站的外观设计与可用性的路径系数为 0.771,T 值为 7.405 达到显著性水平,前文中所识别的"网站外观"这个影响因素获得支持。这表明健康网站的可信性对网站的可用性有明显的促进作用。另外,健康网站中的三个观测变量也对其产生着不同程度的影响,如表 5.20 所示。

表 5.20 网站外观的路径系数

题项	测量内容	路径系数
a51	网站页面颜色和字体的舒适度	0.632
a39	网站页面布局的简洁性	0.651
a35	网站页面的长度与宽度的合理性	0.621

这三个观测变量都对"网站外观"具有正向的作用，其中 a39"网站页面布局的简洁性"的路径系数值最大，为 0.651，说明其对网站的外观的影响程度最大，其次是"网站页面的颜色和字体的舒适度"；而"网站页面的相关尺度"的路径系数为 0.621，对健康网站的网站外观的影响最小。

（7）健康网站的信息体系结构对可用性的影响

通过表 5.20 的相关数据可以发现本研究所识别的健康网站的信息体系结构会直接对网站的可用性有正向的显著影响。其中表 5.20 中的数据显示，网站的信息体系结构与可用性的路径系数为 0.496，T 值为 5.089 达到显著性水平，前文中所识别的"信息体系结构"这个影响因素获得支持。这表明健康网站的信息体系结构对网站的可用性有明显的促进作用。健康网站信息体系结构所包含的两个观测变量也在不同程度上影响着信息体系结构，具体如表 5.21 所示。

表 5.21 信息体系结构的路径系数

题项	测量内容	路径系数
a19	信息关联性（交叉链接）	0.862
a18	内容的排序和内容的分类	0.728

这两个观测变量都对"信息体系结构"具有正向的作用，其中 a19"信息的交叉链接"的路径系数值最大，为 0.862，说明其对信息体系结构的影响程度最大；其次是"信息的内容排序和内容的分类"，路径系数为 0.728，对健康网站体系结构的影响程度最小。

（8）网站实用性对健康网站的可用性的影响

通过表 5.21 的相关数据可以发现本研究所识别的网站使用性，即用户体验该网站的满意程度和收获程度会直接对网站的可用性有正向的显著影响。其中表 5.21 中的数据显示，用户的网站实用性与可用性的路径系数为 0.748，T 值为 6.460 达到显著性水平，所识别的"网站实用性"这个影响因素获得支持。这表明网站实用性对网站的可用性有明显的促进作用。健康网站的网站实用性中的四个观测变量也会对其产生不同程度的影响，具体如表 5.22 所示。

表 5.22 网站实用性的路径系数

题项	测量内容	路径系数
a14	可以较准确的对自身的健康进行诊断	0.541
a15	可以增长医学健康方面的知识	0.725
a16	持续使用网站，推荐给别人	0.619
a13	可以准确的找到所需医院和医生	0.575

这四个观测变量都对"网站实用性"具有正向的作用，其中 a15"可以增长医学健康方面的知识"的路径系数值最大，为 0.725，说明其对网站实用性的影响程度最大，其次是"持续使用网站，推荐给别人"等；而网站中的对"可以较准确的对自身健康进行诊断"的路径系数为 0.541，对健康网站实用性的影响程度最小。

（9）健康网站中的隐私保护对可用性的影响

通过表 5.22 的相关数据可以发现本研究所识别的健康网站对用户隐私保护的相关措施会直接对网站的可用性有正向的显著影响。其中表 5.22 中的数据显示，网站的隐私保护与可用性的路径系数为 0.822，T 值为 7.479 达到的显著性水平，所识别的"隐私保护"这个影响因素获得支持。这表明健康网站的隐私保护的相关措施对网站的可用性有明显的促进作用。健康网站的隐私保护所具有的两个观测变量会在不同程度上对其进行影响，具体如表 5.23 所示。

表 5.23 隐私保护的路径系数

题项	测量内容	路径系数
a44	隐私信息输入提醒	0.567
a49	网站个人隐私政策	0.622

这两个观测变量都对"隐私保护"具有正向的作用，其中 a49"网站个人隐私政策"的路径系数值最大，为 0.622，说明其对隐私保护的影响程度最大，其次是"隐私信息的提醒"其路径系数为 0.567，对健康网站的隐私保护的影响程度最小。

5.3.5 验证性影响因子结果讨论

（1）对不同影响因素的验证

通过对健康网站可用性影响因素结构方程模型的识别和评价，其拟合效果达到基本的要求，模型的信效度评估也都达到了相关的标准，因此该模型可以得到验证，这也直接验证了本章第二节中探索性因子分析的结论，即 9 个影响因素对健康网站可用性的影响得到了进一步的验证，也说明了质性研究分析结果是具有一定科学性和合理性的。网站交互性、网站可信性、信息可获取性、信息内容质量、信息体系结构、网站外观等已有研究中所提到的影响因素通过结构方程得到了充分的验证，而通过质性研究探索出的健康网站的专业服务、网站实用性、隐私保护等 3 个影响因素，也经过进一步筛选和验证而保留下来，说明这些因素也是具有充分的合理性，可以作为健康网站可用性理论的有力补充。此外，由于所验证的几个因素都是"自下而上"进行识别的，并且经过更多的用户的验证，因此具有较好的用户基础，得到了用户一定的认知和肯定，可以为健康网站设计者的面向用户体验的相关设计工作直接提供参考，具有较好的实践价值。

（2）不同影响因素的影响力度分析

通过对上述相关结果的分析，9 个影响因素中，健康网站的交互性对健康网站的可用性的影响程度最大，路径系数约为 0.90，网站的隐私保护、专业服务对可用性的影响程度次之，都在 0.8 以上，而网站的信息体系结构对可用性的影响最小，路径系数为

0.5。这也说明不管什么类型的网站,网站的交互性对于可用性来说都是至关重要的,这与 Agarwal 和 Venkatesh 等人对电子商务网站可用性进行测试的结果一致,即网站的交互性设计被认为是对网络用户对网站的反应能够起到最关键和最突出的影响作用[①];同时也与访谈中对于交互性的关注程度相一致,多数受访者也都认为网站的交互性,如其中的搜索引擎、导航系统、用户注册等交互功能的便捷性或者易用性都会直接影响他们对网站的使用效率和体验。网站隐私保护一直被认为是降低用户使用网站风险的重要措施之一,前文的质性研究中一些健康网站的受访者在使用网站过程中表示如果网站的隐私保护措施较好,"为了自己的健康可能会留下自己的一些相关信息,并表示会对隐私保护较好的网站持续使用——F13",而验证性因子的结果也进一步证明了隐私保护对于用户使用和选择健康网站的重要程度,与质性研究中的访谈结果相类似,也在一定程度上说明了隐私保护的重要性,其甚至会成为用户选择或者持续使用该网站的前提。专业服务方面,由于健康网站与其他网站最大的区别在于所提供的专业服务,其在质性研究的受访者中也是受关注最多的影响因素之一,而验证性因子分析中的路径系数也进一步证实了专业服务对于健康网站可用性的影响程度。因此,通过分析进一步说明上述三个影响因素也是健康网站设计人员在进行可用性设计时所需要重点考虑和关注的。另外,信息体系结构的影响力度最小,一方面说明多数用户并不关注网站内信息组织的内在机制,另一方面,也在一定程度上说明目前所使用的健康网站的分类体系差距不大,用户在这方面所比较的空间较小,因此与其它影响因素相比,不会过多的影响一般用户对网站可用性的评价。

另外,不同潜变量中的各自的观测变量也会对影响因素产生不同程度的影响,其中对于网站的可信性,网站的运营机构的权威性认证对其影响最大;对于网站的信息可获取性,网站的响应时间和下载延迟对其影响最大,说明了用户在获取信息时对信息获取速度和效率最为关注;网站的交互性方面,导航系统和搜索引擎的设置所产生的影响最大,进一步说明了导航系统在网站交互过程中所带来的指引功能对用户能够较便捷的使用网站发挥着关键作用;信息内容质量方面,信息的表现形式产生最大的影响;而专业服务方面,则是所提供的在线咨询服务的快速和详尽性会对其产生最大影响,也反映了在线医生咨询在健康网站的专业服务中占据着重要地位;健康网站实用性方面,能够准确找到所需的药品信息影响程度最大;此外,网站外观、信息体系结构以及用户的隐私保护中,页面的简洁性、信息的关联性以及网站个人隐私保护政策的声明分别对它们所产生的影响最大。

(3)不同影响因素的相关性分析

通过"表5.13潜在变量的相关系数矩阵"可以发现不同影响因素之间存在着较好的区分效度,但通过对相关系数的观察也可得知不同影响因素间也存在着一定的相关性。通过分析可以发现,网站交互性与其他几个因素的相关性表现较为突出,其中与隐私保护、网站外观、专业服务、信息可获取性、网站信任、网站实用性的相关系数都在 0.25

---

① Agarwal R, Venkatesh V. Assessing a Firm's Web Presence: A Heuristic Evaluation Procedure for the Measurement of Usability [J]. Information Systems Research, 2002, 13(2):168-186.

以上，说明网站交互性对用户的影响会在一定程度上对其他几个影响因素产生作用，尤其对于隐私保护的相关性最强，相关系数达到了 0.28，另外，网站交互性也与网站可信性和专业服务也存在比较强烈的相关性，相关系数基本上都在 0.26 以上。这也说明了网站交互性对于其他可用性影响因素的核心调节作用。此外，网站信任与隐私保护、专业服务与隐私保护以及信息可获取性与网站外观等都存在着较强的相关性，相关系数都达到了 0.2 以上。

因此，健康网站可用性的 9 个影响因素并不是完全独立性的，它们之间仍然存在着一定的联系，在进行可用性研究过程中仍然需要进一步探索它们之间的相关性的内在机理，这也是今后所需要研究的重点。

5.4 健康网站可用性影响因素个体差异分析

通过对本章第一节中的用户需求的调查发现，用户的一些个体特征会在健康网站的信息需求方面存在较大的差异性，在此基础上，为了更进一步对样本个体特征对健康网站可用性的影响进行分析，本部分以 467 份样本中受访者的性别、年龄、文化程度、有无医学背景、健康状况、网络使用年限等五个与基本人口统计特征相关的数据为控制变量，以健康网站的可信性、信息可获取性、网站交互性、信息内容质量、专业服务、网站实用性、网站外观、信息体系结构以及隐私保护等 9 个影响因素为因变量，通过单因素方差分析验证用户不同统计特征在健康网站可用性影响因素上的差别。

5.4.1 分析方法

单因素方差分析（One-way ANOVA）用来研究一个控制变量的不同水平是否对观测变量产生了显著影响。通过推断控制变量各水平下各观测变量总离差和其中各部分所占比例，推断控制变量是否给观测变量所带来的显著影响[①]。

单因素方差分析主要包含三个步骤：

（1）首先提出相应的零假设：即控制变量不同水平下观测变量个总体的均值均无显著差异，控制变量不同水平下的效应同时为 0，标明控制变量不同水平的变化没有对观测变量产生显著影响。

（2）选择统计量的定义：方差分析的统计量的数学定义为：

$$F = \frac{SSA/(k-1)}{SSE/(n-k)} = \frac{MSA}{MSE}$$

其中，F 统计量服从（$k-1$，$n-k$）的自由度的 F 分布，其中 $k-1$ 和 $n-k$ 分别为 SSA 和 SSE 的自由度，MSA 是平均组间平方和，MSE 是平均组内平方和，其目的是消除水平数和样本数对分析带来的影响，对于 F 统计量的构造基本体现了单因素方差分析的基

---

① 薛薇. SPSS 统计分析方法及应用[M]. 北京：电子工业出版社，2004：144-149.

本思想。

(3) 计算概率值 P, 明确显著性水平。依据 F 分布表, SPSS 给出 F 值的表查出概率值 P, 对于显著性水平 α (默认值为 0.05), 若 $P \leqslant \alpha$, 则接受假设 H, 认为各组的均值存在显著差异, 即控制变量的不同水平给观测变量带来了显著影响; 否则拒绝零假设, 认为各组的均值不存在显著差异, 即控制变量的不同水平对观测变量没有影响。

本书主要借助单因素法方差分析方法来分析样本的个体差异特征变量（包括性别、文化程度、年龄、有无医学背景和健康程度等）在健康网站可用性各影响因素变量的差异。

5.4.2 个体差异的结果分析

(1) 健康网站可信性差异分析

在健康网站可信性方面，不同的性别、文化程度、医学专业背景、网络使用年限以及健康状况对其有显著影响，如表 5.24 所示。通过均值可以发现，女性对健康网站的信任程度要高于男性对网站的信任；而本科学历者对网站的信任要明显高于其他学历用户，博士学历者对网站的信任程度最低；有医学专业背景者对网站的信任程度比没有医学专业背景的用户要低；使用网络年限在 7~9 年的用户对网站的信任程度最高；健康状况良好的用户对网站的信任程度相对较高。

表 5.24 网站可信性个体差异

个体特征		均值	标准差	相关数据分析（单因素方差分析）	
				F 值	显著性 Sig.
性别	男	3.8670	0.71978	5.720	0.018
	女	4.0929	0.63248		
年龄	<20	3.8883	0.60900	0.192	0.943
	21~30	4.0178	0.66723		
	31~40	3.9982	0.76737		
	41~50	3.7756	0.35822		
	50 以上	4.1120	0.23900		
文化程度	本科以下	4.0315	0.60540	5.253	0.002
	本科	4.1694	0.73741		
	硕士	4.0372	0.54190		
	博士	3.6959	0.68697		
有无医学专业背景	有	3.8046	0.68759	8.425	0.004
	无	4.0936	0.65174		
网络使用年限	1~3 年	3.5565	0.57208	6.699	0.000
	4~6 年	3.9560	0.56041		
	7~9 年	4.2016	0.75195		
	10 年以上	4.0670	0.64406		
健康状况	欠佳	3.8511	0.70321	10.046	0.000
	一般	3.9281	0.61131		
	良好	4.3278	0.60523		

(2) 健康网站信息可获取性差异分析

在健康网站获取性方面,不同的文化程度、医学专业背景以及网络使用年限对其有显著影响,如表 5.25 所示。通过均值可以发现,本科学历用户和本科学历以下用户对于健康网站的信息可获取性的认可程度要高于硕士和博士;而没有医学专业背景的用户则认为健康网站的信息更容易获取;网络使用年限在 10 年以上的用户则认为更容易获取信息,而年限在 1~3 年的用户则不认为容易获取相关的信息,因此,对于信息获取性,会随着网络使用年限的增长而越来越得到认可。

表 5.25 信息可获取性个体差异

个体特征		均值	标准差	相关数据分析(单因素方差分析)	
				F 值	显著性 Sig.
性别	男	3.8997	0.81428	2.389	0.124
	女	4.0678	0.73866		
年龄	<20	3.7807	0.69737	0.230	0.921
	21~30	3.9880	0.76379		
	31~40	4.0603	0.83340		
	41~50	4.1992	0.86541		
	50 以上	4.1690	0.25314		
文化程度	本科以下	4.1248	0.76554	3.423	0.018
	本科	4.2702	0.64389		
	硕士	4.0298	0.75019		
	博士	3.7150	0.77636		
有无医学专业背景	有	3.7562	0.82142	9.682	0.002
	无	4.1093	0.72555		
网络使用年限	1~3 年	3.5246	0.74500	6.555	0.000
	4~6 年	3.8861	0.62891		
	7~9 年	4.0959	0.73770		
	10 年以上	4.2265	0.82980		
健康状况	欠佳	3.6938	0.78647	0.592	0.554
	一般	3.6249	0.81359		
	良好	3.7825	0.87749		

(3) 健康网站交互性差异性分析

在健康网站交互性方面,只有网络使用年限对其有显著影响,如表 5.26 所示。对于交互性方面,不同网络使用年限的用户之间会存在一定的差异,从数据中可以发现,年限在 1~3 年的用户对交互性的认同率较低,而随着年限的增长,10 年以上用户的认可程度最高,这个方面也是会随着网络使用时间的增长而越来越得到认可。

表 5.26 网站交互性个体差异

个体特征		均值	标准差	相关数据分析（单因素方差分析）	
				F 值	显著性 Sig.
性别	男	3.6624	0.67275	0.978	0.324
	女	3.7555	0.65927		
年龄	<20	3.9370	0.05761	0.816	0.516
	21~30	3.6876	0.65854		
	31~40	3.8612	0.73743		
	41~50	3.5120	0.27718		
	50 以上	4.0170	0.81459		
文化程度	本科以下	3.8380	0.64852	1.731	0.162
	本科	3.7928	0.70940		
	硕士	3.7487	0.56646		
	博士	3.5342	0.72106		
有无医学专业背景	有	3.6537	0.66784	.904	0.343
	无	3.7486	0.66308		
网络使用年限	1~3 年	3.3179	0.46483	5.625	0.001
	4~6 年	3.6739	0.64045		
	7~9 年	3.7608	0.62121		
	10 年以上	3.9105	0.74485		
健康状况	欠佳	3.6768	0.71500	2.436	0.090
	一般	3.6403	0.58292		
	良好	3.8814	0.66843		

（4）健康网站信息内容质量差异分析

在健康网站信息内容质量方面，不同的年龄、文化程度、医学专业背景、网络使用年限以及健康状况对其有显著影响，如表 5.27 所示。通过均值可以发现，年龄中对该方面认可度最高的是 31~40 岁之间的用户，最低的是 50 岁以上的用户；而文化程度方面，本科学历的用户对信息内容质量的认可度最高；而没有医学专业背景的用户对信息内容质量的认可度较高；此外，网络使用年限中 7~9 年的用户与健康状态良好的用户在信息内容质量方面都表现出较高的认可程度。

表 5.27 信息内容质量个体差异

个体特征		均值	标准差	相关数据分析（单因素方差分析）	
				F 值	显著性 Sig.
性别	男	3.7371	0.87212	0.343	0.559
	女	3.6690	0.78860		
年龄	<20	2.5433	1.37318	3.300	0.012
	21~30	3.7114	0.78470		
	31~40	3.7370	0.86407		
	41~50	4.0654	0.59563		
	50 以上	2.3305	0.48437		

续表

个体特征		均值	标准差	相关数据分析（单因素方差分析）	
				F 值	显著性 Sig.
文化程度	本科以下	3.1976	0.83560	3.267	0.022
	本科	3.8618	0.82717		
	硕士	3.7108	0.81119		
	博士	3.5043	0.75949		
有无医学专业背景	有	3.5070	0.90004	4.786	0.030
	无	3.7741	0.77286		
网络使用年限	1~3 年	3.2901	0.81212	3.431	0.018
	4~6 年	3.6343	0.71579		
	7~9 年	3.8430	0.89137		
	10 年以上	3.7757	0.79095		
健康状况	欠佳	3.8768	0.75535	4.143	0.017
	一般	3.8996	0.74940		
	良好	4.2260	0.79735		

（5）健康网站专业服务差异分析

在健康网站专业服务方面，文化程度、医学专业背景以及健康状况对其有显著影响，如表 5.28 所示，通过均值可以发现，对于专业服务认可的差异性会随着学历的增加而减少，而没有医学专业背景的用户对专业服务的认可度较高，此外，对健康网站的专业服务的认可程度也会从健康状况欠佳到健康状况良好而降低。

表 5.28　专业服务个体差异

个体特征		均值	标准差	相关数据分析（单因素方差分析）	
				F 值	显著性 Sig.
性别	男	3.6228	0.73167	0.427	0.514
	女	3.6905	0.72935		
年龄	<20	3.3473	0.30084	0.598	0.664
	21~30	3.6444	0.72486		
	31~40	3.7603	0.81858		
	41~50	3.9462	0.21245		
	50 以上	3.3665	0.51831		
文化程度	本科以下	3.7291	1.05617	2.753	0.044
	本科	3.8338	0.77183		
	硕士	3.6087	0.67003		
	博士	3.4710	0.62714		
有无医学专业背景	有	3.4924	0.72604	5.116	0.025
	无	3.7379	0.72061		
网络使用年限	1~3 年	3.3682	0.68084	2.016	0.113
	4~6 年	3.6556	0.60509		
	7~9 年	3.7337	0.70538		
	10 年以上	3.7311	0.85215		
健康状况	欠佳	4.0104	0.63633	9.929	0.000
	一般	3.5739	0.58074		
	良好	3.5005	0.82733		

第 5 章 健康网站可用性影响因素实证研究

（6）健康网站的网站实用性差异分析

在健康网站的网站实用性方面，医学专业背景、网络使用年限以及健康状况对其有显著影响，如表 5.29 所示。通过均值可以发现，有医学专业背景的用户对网站实用性认可程度要低于没有医学专业背景的用户，而使用年限在 7～9 年之间的用户对网站实用性的认可程度最高。健康状况欠佳的用户对网站实用性的认可程度最高。

表 5.29 网站实用性个体差异

个体特征		均值	标准差	相关数据分析（单因素方差分析）	
				F 值	显著性 Sig.
性别	男	3.3949	0.78710	0.320	0.572
	女	3.4566	0.75966		
年龄	<20	2.6653	1.44417	0.905	0.462
	21～30	3.4387	0.76670		
	31～40	3.4413	0.75058		
	41～50	3.4914	0.50142		
	50 以上	3.8525	0.85065		
文化程度	本科以下	3.6216	0.87572	1.691	0.170
	本科	3.5314	0.73018		
	硕士	3.4341	0.74146		
	博士	3.2357	0.83228		
有无医学专业背景	有	3.2730	0.72738	3.951	0.048
	无	3.5011	0.77818		
网络使用年限	1～3 年	3.3798	0.71374	3.060	0.029
	4～6 年	3.0797	0.76323		
	7～9 年	3.5813	0.76694		
	10 年以上	3.4911	0.77591		
健康状况	欠佳	3.3812	0.74330	3.357	0.037
	一般	3.3186	0.73211		
	良好	3.6495	0.81693		

（7）健康网站的网站外观差异分析

在健康网站的网站外观方面，文化程度、医学专业背景、以及网络使用年限对其有显著影响，如表 5.30 所示。通过均值可以发现，对于网站外观设计的认可程度会随着学历的增加而降低，没有专业背景的用户则比较认可网站外观设计，此外网络使用年限在 4～6 年的用户比较认可健康网站的外观设计。

表 5.30 网站外观个体差异

个体特征		均值	标准差	相关数据分析（单因素方差分析）	
				F 值	显著性 Sig.
性别	男	3.8997	0.8143	1.381	0.241
	女	4.02887	0.7514		
年龄	<20	3.7807	0.6974	0.178	0.950
	21～30	3.9765	0.7552		
	31～40	3.9724	0.9002		
	41～50	4.1992	0.8654		
	50 以上	4.1690	0.2531		
文化程度	本科以下	4.2702	0.6439	2.863	0.038
	本科	4.0800	0.8025		
	硕士	4.0077	0.7356		
	博士	3.7150	0.7764		
有无医学专业背景	有	3.7562	0.8214	7.691	0.006
	无	4.0747	0.7391		
网络使用年限	1～3 年	3.5246	0.7450	5.811	0.001
	4～6 年	4.2142	0.8211		
	7～9 年	4.0381	0.7700		
	10 年以上	3.8861	0.6289		
健康状况	欠佳	3.8744	0.7352	2.920	0.056
	一般	3.8857	0.7379		
	良好	4.1571	0.7697		

（8）健康网站信息体系结构差异分析

在健康网站信息体系结构方面，医学专业背景对其有显著影响，如表 5.31 所示，通过均值可以发现，没有医学专业背景的用户对信息体系结构的认可程度较高。

表 5.31 信息体系结构个体差异

个体特征		均值	标准差	相关数据分析（单因素方差分析）	
				F 值	显著性 Sig.
性别	男	3.4416	0.93958	0.803	0.371
	女	3.3311	0.82491		
年龄	<20	2.1807	1.04782	2.342	0.056
	21～30	3.3937	0.89147		
	31～40	3.4223	0.70524		
	41～50	3.4748	0.70810		
	50 以上	2.2710	0.38325		
文化程度	本科以下	2.9000	0.55238	1.266	0.287
	本科	3.4508	0.79730		
	硕士	3.3360	0.94606		
	博士	3.4054	0.89387		

续表

个体特征		均值	标准差	相关数据分析（单因素方差分析）	
				F 值	显著性 Sig.
有无医学专业背景	有	3.1178	0.85049	7.968	0.005
	无	3.4807	0.85746		
网络使用年限	1~3 年	3.1279	0.69914	1.494	0.217
	4~6 年	3.4507	0.73734		
	7~9 年	3.3144	0.89007		
	10 年以上	3.5094	1.00122		
健康状况	欠佳	3.2627	0.88815	1.780	0.171
	一般	3.3616	0.82757		
	良好	3.5424	0.88160		

（9）健康网站隐私保护差异分析

在健康网站可信性方面，文化程度和健康状况对其有显著影响，如表 5.23 所示。通过均值可以发现，本科文化程度对这个方面的认可程度最高，而身体健康状态良好的用户则对网站的隐私保护方面认可程度较高。

表 5.32　隐私保护个体差异

个体特征		均值	标准差	相关数据分析（单因素方差分析）	
				F 值	显著性 Sig.
性别	男	3.4958	0.90566	2.342	0.127
	女	3.6782	0.79995		
年龄	<20	3.1590	0.27540	1.048	0.383
	21~30	3.6606	0.83613		
	31~40	3.4386	0.92310		
	41~50	3.2862	0.57425		
	50 以上	4.0230	0.70711		
文化程度	本科以下	3.7046	0.88769	4.653	0.004
	本科	3.8339	0.86305		
	硕士	3.5818	0.75535		
	博士	3.2734	0.84764		
有无医学背景	有	3.5084	0.77683	1.284	0.258
	无	3.6520	0.86975		
网络使用年限	1~3 年	3.2477	0.65639	2.149	0.095
	4~6 年	3.7014	0.74587		
	7~9 年	3.6695	0.82907		
	10 年以上	3.6329	0.98887		
健康状况	欠佳	3.5392	0.79778	4.880	0.008
	一般	3.4600	0.78402		
	良好	3.8939	0.92133		

5.4.3 个体差异的结果讨论

（1）从个体特征的总体差异来看，如表 5.33 所示，年龄和性别对于健康网站可用性的影响因素的差异性不大，分别在网站可信性和信息内容质量存在显著差异。其中年龄在健康网站的信息内容质量方面存在一定的差异，而信息内容质量对于健康网站可用性的影响并非较大，因此年龄对于用户对健康网站使用的影响并不大，与 Pak 等人的研究结果不一致[①]，这也可能是由于样本存在一定的差异造成的，仍是需要进行探索的问题之一。而有无医学专业背景、健康状况、网络使用年限等不同的用户在健康网站可用性的九个因素中的多个因素都有较大差异，因此网站的可用性设计需要重点根据以上三个不同特征的用户群体进行重新的定位和设计，如区分医学专业信息和大众信息，为没有使用经验的用户提供详细的操作帮助，根据用户所提供的健康状况信息提供定制服务等。

表 5.33 个体差异总结

影响因素 个体差异	网站可信性	信息可获取性	网站交互性	信息内容质量	专业服务	网站实用性	网站外观	信息体系结构	隐私保护
性别	显著								
年龄				显著					
文化程度	显著	显著		显著	显著		显著		显著
有无医学背景	显著	显著		显著	显著	显著	显著	显著	
互联网使用年限	显著	显著	显著	显著		显著	显著		
健康状况	显著			显著	显著	显著			显著

（2）从影响因素的总体差异情况来看，健康网站的可信性和网站的信息内容质量两个方面在多个个体特征方面都存在较大差异，说明这两个方面易于受到不同个体因素的影响，也在一定程度上说明在健康网站可用性相关设计等实践中要保证网站的可信性和信息内容质量这两个方面都达到所有用户的满意，具有一定的难度，但网站一般情况下只要积极地控制健康信息来源，保证健康信息的透明性和客观性，还是可以被多数用户所认可的。其他的影响因素尽管受到的个体特征的影响相对不大，但在考虑网站可用性的相关问题或工作时，也需要根据不同的个体特征进行相应的调整，在满足多数用户需求的前提下，为不同特征的用户提供较有针对性的个性化服务，如信息体系结构方面，如果某个健康网站所面向的主要用户群体不具有医学专业背景，那么所提供的信息分类目录应该以简单易懂、实用性强为标准，而不要加入一般用户难以理解的专业术语在分类目录中。

总之，通过对影响因素个体差异的分析，一方面可以进一步了解不同用户统计特征在健康网站可用性影响因素的差异，为健康网站中不同用户行为的研究提供相应的基础；另一方面，也可以让网站建设和管理者根据用户的不同特征对健康网站可用性的影响，调整和完善相应的可用性设计方案。

[①] Pak R, Price M. Age-Sensitive Design of Online Health Information: Comparative Usability Study[J]. J Med Internet Res, 2009, 11(4): 45.

5.5 本章小结

本部分是本研究的核心部分，主要目的是在已有研究和理论以及质性研究的基础上对所识别的健康网站可用性影响因素进行实证探索、验证和分析。

本章首先通过对健康网站用户信息需求的调查分析，发现用户的相关特征对健康网站的使用目的和信息需求产生影响，如性别、受教育程度、有无医学专业背景以及健康状况等特征都会在对健康网站的信息需求和使用目的上表现出显著的差异性，为健康网站可用性影响因素的进一步探索提供参考。

接下来，在上文中质性分析的基础上，通过两次较为全面的调查，借助探索性因子分析、验证性因子分析以及相关性分析等量化分析方法，对健康网站的可用性影响因素做进一步的深入研究。首先，通过对用户的全面调查，借助探索性因子分析进一步探索出了 9 个核心影响因素维度，并对其进行命名，即网站可信性、信息可获取性、网站交互性、信息内容质量、专业服务、网站实用性、网站外观、信息体系结构、隐私保护，并与质性研究的结果做进一步比较，讨论和解释所识别的影响因素；然后采用验证性因子分析的方法来验证所识别出的影响健康网站可用性的 9 个因素，并对不同影响因素对可用性的影响力度进行探索，研究发现 9 个影响因素中，网站交互性、隐私保护、提供专业服务、网站可信性、网站外观、信息可获取性、网站实用性、信息内容质量、信息体系结构对健康网站的影响效应依次下降；此外，在研究中还发现了 9 个影响因素并不是完全独立，它们之间仍然存在着一定的相关性。

最后，在对影响因素的个体差异分析中，通过对样本个体不同特征在 9 个影响因素中的单因素方差分析，发现了医学专业背景、文化程度、网络使用年限以及健康状况等对健康网站可用性的要素的影响比较显著，而性别和年龄等的影响不大。其中，医学专业背景对健康网站可用性的影响最大，影响了其中的 7 个影响因素，其次是文化程度、网络使用年限和健康状况。此外，通过对用户个体差异的分析可以发现，健康网站可用性中的网站可信性和网站信息内容质量两个方面的个体差异最大，易于受到不同个体因素的影响。

总之，本章从实证研究的角度，在理论上对健康网站可用性的已有研究以及相关理论做了进一步的验证，并在影响因素的影响程度以及个影响因素的个体差异分析等研究方面进行了补充；在实践上通过对重要因素的深入发掘和对样本差异性的分析，也为网站设计者在网站可用性建设过程中所需要考虑和完善的相关问题提供了参考。

第 6 章　健康网站可用性测评

本章在健康网站可用性影响因素分析的基础上，以所探索和识别出的 9 个影响因素为基础，构建出健康网站可用性测评指标体系和相应的权重系数，并以用户为中心的理念为指导，采用以用户评价为主的方式，借助模糊综合评价的方法对所选定的健康网站实例进行探索性的测评，并对测评结果做进一步的讨论，以期能够发现并提出可供网站设计或者管理人员参考的建议。

6.1　健康网站可用性的测评指标体系的建立

6.1.1　测评指标体系的确定

网站的可用性是一个比较模糊的概念，其实质是用户在访问健康网站时所使用相应信息来满足需求和解决相应问题的一种体验和态度。在运用模糊综合评价法进行评价之前，需要确定这一概念的评价指标体系。本节将利用第五章得到的探索性因子分析结果，即 9 个相应的影响因素，建立用户使用健康网站的可用性的评价指标体系。考虑到是对某一健康网站用户进行体验时对可用性的判断和评价，因此，只考虑同特定网站本身相关的要素，而在第五章的结构方程模型中，通过相应的路径系数可以看出，不同潜在变量，即 9 个影响因素，对健康网站可用性的影响程度。因此，在健康网站的评价指标体系中，将 9 个影响因素作为一级指标，并将各自影响因素所包含的题项作为二级指标。

另外还对这 9 个一级指标以及各自所属的二级指标进行权重的分配。其中权重确定方法可以分为主观和客观两大类。所谓主观方式就是凭经验估计相应的权重指数，如德尔菲法和层次分析法等；客观赋值法则依据评价对象各指标数据，按照相应的数学公式或者准则计算出对应的权重指数，如熵值法和最大方差法等。本研究对于指标权重的确定，主要采用客观计算权重指数的方法，体现了可用性的以用户使用为中心的原则，从用户的角度来确定具体的指标权重。对于一级指标权重的确定，即将前文中因子分析的研究结果中，潜在变量的路径系数进行归一化处理，得到的数值作为指标的权重。对于二级指标权重的确定，本研究对各个指标在其测量变量上的路径系数（或因子负荷数）进行归一化处理，得到二级指标的对应权重。该方法突破了以往对网站可用性的综合评价方法指标权重由专家进行确定的不足，丰富了健康网站可用性测评相关理论和实践。

下表为通过归一化处理后的指标和权重，具体归一的算法是：依据影响因素测量模型 M1 的运行结果，将标准化路径系数进行归一化处理得到观测变量对应的权重。其中，归一化公式为：

$$P_{ij} = \frac{\lambda_{ij}}{\sum_{j=1}^{n} \lambda_{ij}}$$

P_{ij} 为一级指标 X_i 的第 j 个指标对应的权重，二级指标确定权重的方法与之相同。其中，一级指标和二级指标的具体权重系数如表 6.1 所示。

表 6.1 健康网站可用性测评指标体系

一级指标（X_i）	标准化路径系数（λ_i）	归一化权重（P_i）	二级指标（X_{ij}）	标准化路径系数（λ_{ij}）	归一化权重（P_{ij}）
健康网站的可信性（X_1）	0.787	0.118	网站具有较好的口碑，并在权威网站排名中具有较好的排序。（X_{11}）	0.753	0.230
			网站具有明确的各类相关声明（如运营机构情况、使用注意事项、权益侵犯、免责声明等）（X_{12}）	0.755	0.230
			网站运营机构得到权威性机构的专业认证（X_{13}）	0.763	0.233
			网站标明所提供的医学健康信息的来源（X_{14}）	0.597	0.182
			网站的商业广告成分较少。（X_{15}）	0.411	0.125
健康网站信息可获取性（X_2）	0.762	0.114	网站中的链接都是有效可用的。（X_{21}）	0.604	0.163
			网站中，为达到访问目标所点击和通过的链接数量较少（X_{22}）	0.605	0.164
			网站具有较快的响应速度（X_{23}）	0.660	0.179
			网站的文字清晰简单，科普性较强，容易理解（X_{24}）	0.556	0.150
			网站支持不同用户群通道（X_{25}）	0.607	0.164
			可以采用手机或其他方式对网站进行访问（X_{26}）	0.665	0.180
健康网站的基本交互性（X_3）	0.895	0.134	用户可以参与对网站信息的评价，并予以公开（X_{31}）	0.595	0.144
			导航系统对用户浏览路径的清晰的显示，并提供返回路径（X_{32}）	0.666	0.161
			信息查找具有易操作性和查找结果具有相关性（X_{33}）	0.651	0.157
			具有定制健康信息的推送功能（如在线咨询的信息推送、定制健康信息的推送）（X_{34}）	0.511	0.123
			健康网站论坛具有较高的开放性，并保证用户间的开展交流的便捷性。（X_{35}）	0.617	0.149
			网站具有信息输入错误的提示功能（X_{36}）	0.528	0.128
			用户注册过程简单便捷（X_{37}）	0.571	0.138

续表

一级指标（X_i）	标准化路径系数（λ_i）	归一化权重（P_i）	二级指标（X_{ij}）	标准化路径系数（λ_{ij}）	归一化权重（P_{ij}）
健康网站信息内容质量（X_4）	0.572	0.086	借助多媒体等技术，网站中医学健康信息的表现形式比较丰富（X_{41}）	0.738	0.358
			网站中的医学健康信息具有较高的更新频率（X_{42}）	0.651	0.315
			信息的覆盖范围比较全面，包含了保健信息、疾病治疗信息、医学健康动态新闻等（X_{42}）	0.675	0.327
健康网站专业服务（X_5）	0.812	0.122	网站提供较为便捷的自我健康的基本诊断功能（X_{51}）	0.613	0.237
			网站提供快速和详尽的在线医生咨询专业服务（X_{52}）	0.722	0.279
			网站提供便捷的门诊网上预约挂号服务（X_{53}）	0.639	0.247
			网站提供专门的医药电子商务（X_{56}）	0.615	0.237
健康网站的实用性（X_6）	0.748	0.112	通过网站，可以较准确地对自身的健康进行诊断（X_{61}）	0.541	0.220
			通过网站，可以让我增长医学健康方面的知识（X_{62}）	0.725	0.295
			通过网站，可以准确地找到所需医院和医生（X_{63}）	0.619	0.251
			我会继续使用该网站，作为我的"健康顾问"，并会推荐给其他人。（X_{64}）	0.575	0.234
健康网站外观（X_7）	0.771	0.116	网站的颜色和字体、图形等具有较好的视觉舒适度（X_{71}）	0.632	0.332
			网站页面的布局比较简洁（X_{72}）	0.651	0.342
			网站页面具有比较合理的长度与宽度（X_{73}）	0.621	0.326
医学健康信息体系结构（X_8）	0.496	0.074	网站中相关的信息之间的关联性较强（如特定疾病信息与治疗方法、医院、药品之间的交叉链接）（X_{81}）	0.862	0.542
			网站中具有良好的信息的分类体系（X_{82}）	0.728	0.458
用户的隐私保护（X_9）	0.822	0.123	网站具有隐私信息提醒的功能（X_{91}）	0.567	0.477
			网站具有较为详细和完善的健康网站个人隐私政策（X_{92}）	0.622	0.523

6.1.2 测评方法的选取

基于上节对健康网站可用性的指标体系的确定,本节采用模糊综合评价方法来对可用性进行具体案例的测评。模糊综合分析的过程就是对已有的较为模糊的信息进行数学处理,并根据处理结果给出模糊评价和决策结论的过程。而以模糊综合分析为计算和理论基础的模糊综合评价,主要借助模糊综合分析按照已有的条件对受到多个因素影响的事物的优劣进行全面评比、判定的一种多因素决策方法[1]。

健康网站的可用性是一个多因素综合作用的结果,而且其中的一些具体因素是与用户体验十分相关的,对其进行评价所需要获取的数据是没有一个严格的数量范围的,往往只能用很高、较高、一般、较低、很低等程度等级来表述。健康网站可用性的评价结果不能够通过具体的数字来表示和界定,可以说是一个较为具体的模糊评价指标,因此可以采用模糊综合评价的方法来对健康网站的可用性进行测评。

具体计算步骤如下:

第一步,需要建立模糊评价的指标集合 U,

$$U = \{U_1, U_2, U_3, \cdots, U_n\}$$

指标集合 U 还可以划分为 n 个子指标集合,即 $U_1, U_2, U_3, \cdots, U_n$ 其中

$$U_i = \{x_{i1}, x_{i2}, x_{i3}, \cdots, x_{in}\}, \quad i = 1, 2 \cdots, n$$

并且:

$$i \neq j, \quad U_i \cap U_j = \varnothing$$

第二步,构建评价集合 V,设评价等级为 V_i:

$$V_i = \{v_1, v_2, v_3, \cdots, v_m\}$$

可以采用李克特量表来进行表示,即 $V=\{$非常同意,同意,一般,不同意,非常不同意$\}$,并且对其进行相应的赋值,可以进一步表示为:$C=\{1, 2, 3, 4, 5\}$。

第三步,对 U_i 中的各个指标进行单指标评价,建立模糊关系矩阵 R_i。

$$R_i = \begin{pmatrix} r_{11} & r_{12} & \cdots & r_{1m} \\ r_{21} & r_{11} & \cdots & r_{2m} \\ \vdots & \vdots & & \vdots \\ r_{n1} & r_{n1} & \cdots & r_{nm} \end{pmatrix}$$

其中,r_{nm} 表示 U_i 中子指标 x_{in} 对评价等级 v_m 的隶属度,而且满足

$$\sum_{j=1}^{m} r_{n_i} j = 1, 0 \leqslant r_{n_i} j \leqslant 1, i = 1, \cdots, n, j = 1, \cdots, m$$

---

[1] 於世为. 基于模糊重心的 BtoC 模式下网络信任综合评价[J]. 科技管理研究, 2005 (11): 123-125.

第四步，根据 U_i 中各个子指标的权重向量 W_i，建立起模糊评价模型 B_i：

$$W_i = (w_{i1}, w_{i2}, \cdots, w_{in})$$

$$B_i = W_i \cdot R_i = (b_{i1}, b_{i1}, \cdots, b_{im}), \quad i = 1, 2, \cdots, n$$

其中 U 可以作为其中的综合因素，用 B_i 作为它的单因素评价结果，从而得出隶属关系矩阵 R：

$$R = \begin{pmatrix} B_1 \\ B_2 \\ B_3 \\ B_4 \end{pmatrix} = \begin{pmatrix} b_{11} & b_{12} & \cdots & b_{1m} \\ b_{21} & b_{11} & \cdots & b_{2m} \\ \vdots & \vdots & & \vdots \\ b_{n1} & b_{n1} & \cdots & b_{nm} \end{pmatrix}$$

根据 U 中各个指标的权重向量 W 和关系矩阵 R 构造二级模糊评价 B：

$$W = (w_1, w_2, \cdots, w_n), \quad B = W \cdot R = (b_1, b_1, \cdots, b_m)$$

第五步，计算基于用户角度的健康网站可用性的评价等级：

$$UA = B \cdot C^T$$

达到可用性的基本标准的可能性：

$$UAP = \frac{B \cdot C^T}{5} \times 100\%$$

6.2 健康网站可用性的测评试验

6.2.1 测评对象的选定

为了研究我国特定健康网站的可用性的现状，进一步来探讨所建立的测评方法和指标的可行性及合理性，本研究以进入 Alex 健康网站类最近三个月排名前 20 名中的三个健康网站作为最后的评价对象，为了提高网站间的区分度，这三个网站中前两个网站的排序比较靠前，后一个网站的网站排名比较靠后。具体如表 6.2 所示。

表 6.2　健康网站基本信息

序号	名称	用户覆盖数（万）	网址	排名
1	寻医问药网	2043	http://www.xywy.com/	1
2	39 健康网	2020	http://www.39.net/	4
3	平安健康网	86	http://www.panjk.com/	14

资料来源[①]

以上是所选取的测评对象的基本情况，之所以选择以上的三个健康网站，一是这三个网站都是国内规模较大，在国内网站排名中较为靠前的健康类网站；二是这三个网站所提供的信息内容和服务有一定的相同之处，这样具有可比性。为了对这三个网站的可用性进行比较，选择了34名访问并使用过健康网站的用户进行测试和问卷调查，具体任务是让受访者访问以上一些网站，浏览、阅读这三个网站中的信息内容，并使用网站中相应的医学专业信息服务，然后根据相应的题项进行评分。

6.2.2 测评结果

（1）寻医问药网评价结果

表 6.3　寻医问药网评价矩阵

一级指标	权重	二级指标权重	评价等级和人数				
			非常不同意（1）	不同意（2）	一般（3）	同意（4）	非常同意（5）
信息可信性	0.118	0.230	3	4	5	12	10
		0.230	5	6	10	8	5
		0.233	7	10	9	5	3
		0.182	8	12	7	5	2
		0.125	11	13	8	2	0
信息可获取性	0.114	0.163	0	2	7	15	10
		0.164	2	7	10	8	7
		0.179	0	1	6	17	10
		0.150	1	4	10	12	7
		0.164	3	4	17	8	2
		0.180	1	3	12	10	8
网站的交互性	0.134	0.144	2	8	11	8	5
		0.161	3	7	13	7	4
		0.157	5	8	11	9	3
		0.123	2	6	15	7	4
		0.149	4	10	17	3	0
		0.128	2	6	12	9	5
		0.138	3	8	19	3	1
信息内容质量	0.086	0.358	3	5	15	9	2
		0.315	0	3	12	11	8
		0.327	3	4	16	8	3
专业服务	0.122	0.237	4	9	13	6	2
		0.279	1	5	14	9	5
		0.247	0	6	10	12	6
		0.237	3	4	13	9	5

[①] 健康网站排情况[EB/OL]. [2012-12-28]. http://www.iwebchoice.com/Html/Class_37.shtml.

续表

一级指标	权重	二级指标权重	评价等级和人数				
			非常不同意（1）	不同意（2）	一般（3）	同意（4）	非常同意（5）
网站实用性	0.112	0.220	1	2	18	5	8
		0.295	2	5	10	11	6
		0.251	6	8	14	4	2
		0.234	2	6	16	6	4
网站外观	0.116	0.332	2	7	14	8	3
		0.342	7	13	11	2	1
		0.326	6	9	14	3	2
信息体系结构	0.075	0.542	4	6	20	4	0
		0.458	3	7	10	9	5
隐私保护	0.123	0.477	2	7	12	8	5
		0.523	2	6	15	9	2

用户总人数 Q 为 34，由公式可得寻医问药网的一级指标评价矩阵，信息可信性指标评价矩阵 R_1，信息可获取性指标评价矩阵 R_2，网站的交互性指标评价矩阵 R_3，信息内容质量指标评价矩阵 R_4，专业服务指标评价矩阵 R_5，网站实用性指标评价矩阵 R_6，网站外观指标评价矩阵 R_7，信息体系结构指标评价矩阵 R_8，隐私保护指标评价矩阵 R_9。具体的矩阵结果如下所示：

$$R_1 = \begin{pmatrix} 0.088 & 0.118 & 0.147 & 0.353 & 0.294 \\ 0.147 & 0.176 & 0.294 & 0.235 & 0.147 \\ 0.206 & 0.294 & 0.265 & 0.147 & 0.088 \\ 0.235 & 0.353 & 0.206 & 0.147 & 0.059 \\ 0.324 & 0.382 & 0.235 & 0.059 & 0.000 \end{pmatrix}$$

$$R_2 = \begin{pmatrix} 0.000 & 0.059 & 0.206 & 0.441 & 0.294 \\ 0.176 & 0.235 & 0.294 & 0.324 & 0.265 \\ 0.000 & 0.029 & 0.176 & 0.500 & 0.294 \\ 0.029 & 0.118 & 0.294 & 0.353 & 0.206 \\ 0.088 & 0.118 & 0.500 & 0.235 & 0.059 \\ 0.029 & 0.088 & 0.353 & 0.294 & 0.235 \end{pmatrix}$$

$$R_3 = \begin{pmatrix} 0.059 & 0.235 & 0.324 & 0.235 & 0.147 \\ 0.088 & 0.206 & 0.382 & 0.206 & 0.118 \\ 0.147 & 0.235 & 0.324 & 0.265 & 0.088 \\ 0.059 & 0.176 & 0.441 & 0.206 & 0.118 \\ 0.118 & 0.294 & 0.500 & 0.088 & 0.000 \\ 0.059 & 0.176 & 0.353 & 0.265 & 0.147 \\ 0.088 & 0.235 & 0.559 & 0.088 & 0.029 \end{pmatrix}$$

$$R_4 = \begin{pmatrix} 0.088 & 0.147 & 0.441 & 0.324 & 0.059 \\ 0.000 & 0.088 & 0.353 & 0.324 & 0.235 \\ 0.088 & 0.118 & 0.471 & 0.235 & 0.088 \end{pmatrix}$$

$$R_5 = \begin{pmatrix} 0.118 & 0.265 & 0.382 & 0.176 & 0.059 \\ 0.029 & 0.147 & 0.412 & 0.265 & 0.147 \\ 0.000 & 0.176 & 0.294 & 0.353 & 0.176 \\ 0.088 & 0.118 & 0.382 & 0.265 & 0.147 \end{pmatrix}$$

$$R_6 = \begin{pmatrix} 0.029 & 0.059 & 0.529 & 0.147 & 0.235 \\ 0.059 & 0.147 & 0.294 & 0.324 & 0.176 \\ 0.176 & 0.235 & 0.412 & 0.118 & 0.059 \\ 0.029 & 0.206 & 0.471 & 0.176 & 0.118 \end{pmatrix}$$

$$R_7 = \begin{pmatrix} 0.059 & 0.206 & 0.412 & 0.235 & 0.088 \\ 0.206 & 0.382 & 0.324 & 0.059 & 0.029 \\ 0.176 & 0.265 & 0.412 & 0.088 & 0.059 \end{pmatrix}$$

$$R_8 = \begin{pmatrix} 0.118 & 0.176 & 0.588 & 0.118 & 0.000 \\ 0.008 & 0.206 & 0.294 & 0.265 & 0.147 \end{pmatrix}$$

$$R_9 = \begin{pmatrix} 0.059 & 0.206 & 0.353 & 0.235 & 0.147 \\ 0.059 & 0.176 & 0.441 & 0.265 & 0.059 \end{pmatrix}$$

运用二级指标评价矩阵进行单级模糊综合评价，得到寻医问药网站的信息可信性的等级分布 B_1，其中：

$$\begin{aligned} B_1 &= W_1 \cdot R_1 \\ &= (0.230 \quad 0.230 \quad 0.233 \quad 0.182 \quad 0.125) \begin{pmatrix} 0.088 & 0.118 & 0.147 & 0.353 & 0.294 \\ 0.147 & 0.176 & 0.294 & 0.235 & 0.147 \\ 0.206 & 0.294 & 0.265 & 0.147 & 0.088 \\ 0.235 & 0.353 & 0.206 & 0.147 & 0.059 \\ 0.324 & 0.382 & 0.235 & 0.059 & 0.000 \end{pmatrix} \\ &= (0.185 \quad 0.248 \quad 0.230 \quad 0.204 \quad 0.133) \end{aligned}$$

同理，需要计算出寻医问药网站的信息可获取性指标的等级分布 B_2，网站的交互性指标等级分布 B_3，信息内容质量指标的等级分布 B_4，专业服务质量的等级分布 B_5，网站实用性指标的等级分布 B_6，网站外观设计指标的等级分布 B_7，信息体系结构指标的等级分布 B_8，隐私保护指标的等级分布 B_9。计算结果如下所示：

$$B_2 = (0.053 \quad 0.106 \quad 0.303 \quad 0.359 \quad 0.227)$$
$$B_3 = (0.090 \quad 0.225 \quad 0.410 \quad 0.193 \quad 0.091)$$
$$B_4 = (0.060 \quad 0.159 \quad 0.412 \quad 0.244 \quad 0.124)$$
$$B_5 = (0.057 \quad 0.175 \quad 0.369 \quad 0.266 \quad 0.133)$$
$$B_6 = (0.075 \quad 0.136 \quad 0.410 \quad 0.185 \quad 0.125)$$
$$B_7 = (0.147 \quad 0.285 \quad 0.382 \quad 0.127 \quad 0.059)$$
$$B_8 = (0.091 \quad 0.163 \quad 0.494 \quad 0.185 \quad 0.067)$$
$$B_9 = (0.059 \quad 0.191 \quad 0.399 \quad 0.251 \quad 0.101)$$

对所形成的各个等级分布矩阵 B_i 所组成的模糊综合评价矩阵 S 和一级指标权重向量 W 进行相乘计算，即得出寻医问药网站可用性的整体等级分布 B，其中：

$$B = W \cdot S$$

$$= (0.118 \quad 0.114 \quad 0.134 \quad 0.086 \quad 0.122 \quad 0.112 \quad 0.116 \quad 0.075 \quad 0.123) \begin{pmatrix} 0.185 & 0.248 & 0.230 & 0.204 & 0.133 \\ 0.053 & 0.106 & 0.303 & 0.359 & 0.227 \\ 0.090 & 0.225 & 0.410 & 0.193 & 0.091 \\ 0.060 & 0.159 & 0.412 & 0.244 & 0.124 \\ 0.057 & 0.175 & 0.369 & 0.266 & 0.133 \\ 0.075 & 0.136 & 0.410 & 0.185 & 0.125 \\ 0.147 & 0.285 & 0.382 & 0.127 & 0.059 \\ 0.091 & 0.163 & 0.494 & 0.185 & 0.067 \\ 0.059 & 0.191 & 0.399 & 0.251 & 0.101 \end{pmatrix}$$

$$= (0.092 \quad 0.191 \quad 0.374 \quad 0.224 \quad 0.119)$$

寻医问药网站的可用性整体等级指数 U 为：

$$U = B \cdot C^T = (0.092 \quad 0.191 \quad 0.374 \quad 0.224 \quad 0.119) \begin{pmatrix} 1 \\ 2 \\ 3 \\ 4 \\ 5 \end{pmatrix} = 3.088$$

另外可以通过计算该网站可用性的整体等级指数与最高分值的比例，得出该网站可用性达到本研究所得出的指标体系标准的可能性为：

$$UP = \frac{B \cdot C^T}{5} \times 100\% = 61.8\%$$

同理，可以对 9 个一级指标的不同等级指数分别进行计算，其结果如下：

$$U_1 = B_1 \cdot C^T = (0.185 \quad 0.248 \quad 0.230 \quad 0.204 \quad 0.133) \begin{pmatrix} 1 \\ 2 \\ 3 \\ 4 \\ 5 \end{pmatrix} = 2.850$$

$$U_2=3.745, U_3=2.998, U_4=3.212, U_5=3.243,$$
$$U_6=2.943, U_7=2.664, U_8=2.975, U_9=3.144$$

综上所述，寻医问药网的可用性的整体模糊综合评价等级指数为 3.088，九个一级指标的模糊综合评价的等级指数分别为：网站可信性的等级指标为 2.850，信息可获取性的等级指数为 3.745，网站的交互性的等级指数为 2.998，信息内容质量的等级指数为 3.212，专业服务的等级指数为 3.243，网站实用性的等级指数为 2.943，网站外观的等级指数为 2.664，信息体系结构的等级指数为 2.975，隐私保护指标的等级指数为 3.144。

（2）39 健康网评价结果

表 6.4　39 健康网评价矩阵

一级指标	权重	二级指标权重	评价等级和人数				
			非常不同意（1）	不同意（2）	一般（3）	同意（4）	非常同意（5）
信息可信性	0.118	0.230	1	3	10	11	9
		0.230	2	7	10	9	6
		0.233	6	10	10	6	2
		0.182	4	6	11	8	5
		0.125	9	13	9	3	0
信息可获取性	0.114	0.163	0	2	9	13	10
		0.164	4	7	11	8	4
		0.179	1	2	11	11	9
		0.150	0	4	11	10	9
		0.164	2	4	15	9	4
		0.180	1	4	11	11	7
网站的交互性	0.134	0.144	6	9	11	7	1
		0.161	2	8	12	8	4
		0.157	5	10	12	6	1
		0.123	1	7	12	9	5
		0.149	2	7	14	8	3
		0.128	2	8	11	9	4
		0.138	3	8	19	1	0
信息内容质量	0.086	0.358	1	5	14	10	4
		0.315	1	3	13	10	7
		0.327	2	5	14	8	5
专业服务	0.122	0.237	4	8	15	5	2
		0.279	0	7	14	10	3
		0.247	5	8	16	5	0
		0.237	2	5	12	10	5

续表

一级指标	权重	二级指标权重	评价等级和人数				
			非常不同意(1)	不同意(2)	一般(3)	同意(4)	非常同意(5)
网站实用性	0.112	0.220	2	5	15	7	5
		0.295	1	8	12	9	4
		0.251	6	8	14	4	2
		0.234	3	7	20	3	1
网站外观	0.116	0.332	1	4	15	11	3
		0.342	5	8	14	5	2
		0.326	5	10	13	4	2
信息体系结构	0.075	0.542	2	6	19	6	1
		0.458	2	6	11	10	5
隐私保护	0.123	0.477	4	8	15	6	1
		0.523	2	8	17	6	1

具体计算过程同上，所得到的评价矩阵如表6.5所示。

表6.5 39健康网模糊关系矩阵

R_1	0.029	0.088	0.294	0.324	0.265
	0.059	0.206	0.294	0.265	0.176
	0.176	0.294	0.294	0.176	0.059
	0.118	0.176	0.324	0.235	0.147
	0.265	0.382	0.265	0.088	0.000
R_2	0.000	0.059	0.265	0.382	0.294
	0.118	0.265	0.353	0.324	0.235
	0.029	0.059	0.324	0.324	0.265
	0.000	0.118	0.324	0.294	0.265
	0.059	0.118	0.441	0.265	0.118
	0.029	0.118	0.324	0.324	0.206
R_3	0.176	0.265	0.324	0.206	0.029
	0.059	0.235	0.353	0.235	0.118
	0.147	0.294	0.353	0.176	0.029
	0.029	0.206	0.353	0.265	0.147
	0.059	0.206	0.412	0.235	0.088
	0.059	0.235	0.324	0.265	0.118
	0.088	0.235	0.559	0.029	0.000
R_4	0.029	0.147	0.412	0.294	0.118
	0.029	0.088	0.382	0.294	0.206
	0.059	0.147	0.412	0.235	0.147

续表

R_5	0.118	0.235	0.441	0.147	0.059
	0.000	0.206	0.412	0.294	0.088
	0.147	0.235	0.471	0.147	0.000
	0.059	0.147	0.353	0.294	0.147
R_6	0.059	0.147	0.441	0.206	0.147
	0.029	0.235	0.353	0.265	0.118
	0.176	0.235	0.412	0.118	0.059
	0.088	0.206	0.588	0.088	0.029
R_7	0.029	0.118	0.441	0.324	0.088
	0.147	0.235	0.412	0.147	0.059
	0.147	0.294	0.382	0.118	0.059
R_8	0.059	0.176	0.559	0.176	0.029
	0.059	0.176	0.324	0.294	0.147
R_9	0.118	0.235	0.441	0.176	0.029
	0.059	0.235	0.500	0.176	0.029

所得到的各个一级指标的模糊评价等级分布如下所示:

$$B_1 = (0.116 \quad 0.216 \quad 0.296 \quad 0.230 \quad 0.142)$$
$$B_2 = (0.040 \quad 0.122 \quad 0.338 \quad 0.319 \quad 0.230)$$
$$B_3 = (0.090 \quad 0.241 \quad 0.382 \quad 0.201 \quad 0.074)$$
$$B_4 = (0.039 \quad 0.129 \quad 0.403 \quad 0.275 \quad 0.155)$$
$$B_5 = (0.078 \quad 0.206 \quad 0.419 \quad 0.223 \quad 0.073)$$
$$B_6 = (0.087 \quad 0.209 \quad 0.442 \quad 0.174 \quad 0.089)$$
$$B_7 = (0.108 \quad 0.215 \quad 0.412 \quad 0.196 \quad 0.069)$$
$$B_8 = (0.059 \quad 0.176 \quad 0.451 \quad 0.230 \quad 0.083)$$
$$B_9 = (0.087 \quad 0.235 \quad 0.472 \quad 0.176 \quad 0.029)$$

通过对权重向量与一级指标模糊评价分布矩阵相乘可得39健康网整体评价分布B:

$$B = W \cdot S = (0.080 \quad 0.198 \quad 0.400 \quad 0.222 \quad 0.103)$$

39健康网的可用性整体等级指数U为:

$$U = B \cdot C^{\mathrm{T}} = (0.080 \quad 0.198 \quad 0.400 \quad 0.222 \quad 0.103) \begin{pmatrix} 1 \\ 2 \\ 3 \\ 4 \\ 5 \end{pmatrix} = 3.081$$

另外可以通过计算其该网站可用性的整体等级指数与最高分值的比例，得出该网站可用性达到本研究所得出的指标体系标准的可能性为：

$$UP = \frac{B \cdot C^{\mathrm{T}}}{5} \times 100\% = 61.6\%$$

此外，同理可以对 9 个一级指标的等级指数分别进行计算，其结果如下：

$$U_1 = 3.066, U_2 = 3.723, U_3 = 2.892, U_4 = 3.378, U_5 = 3.007,$$
$$U_6 = 2.969, U_7 = 2.902, U_8 = 3.103, U_9 = 2.826$$

因此同寻医问药网的计算步骤，可得 39 健康网模糊评价指标的相关指数如下：39 健康网的可用性的整体模糊综合评价等级指数为 3.081，九个一级指标的模糊综合评价的等级指数分别为：网站可信性的等级指标 3.066，信息可获取性的等级指数为 3.723，网站的交互性的等级指数为 2.892，信息内容质量的等级指数为 3.007，专业服务的等级指数为 3.378，网站实用性的等级指数为 2.969，网站外观的等级指数为 2.902，信息体系结构的等级指数为 3.103，隐私保护指标的等级指数为 2.826。

（3）平安健康网的评价结果

表 6.6　平安健康网评价矩阵

一级指标	权重	二级指标权重	评价等级和人数				
			非常不同意（1）	不同意（2）	一般（3）	同意（4）	非常同意（5）
信息可信性	0.118	0.230	5	8	14	6	1
		0.230	4	7	14	7	2
		0.233	7	9	11	6	1
		0.182	3	6	16	6	3
		0.125	6	8	14	5	1
信息可获取性	0.114	0.163	0	3	12	11	8
		0.164	5	10	13	3	3
		0.179	1	2	13	10	8
		0.150	1	5	10	10	8
		0.164	1	7	15	8	3
		0.180	1	4	12	10	7
网站的交互性	0.134	0.144	6	9	12	6	1
		0.161	8	10	11	3	2
		0.157	6	12	11	5	0
		0.123	3	9	11	8	3
		0.149	4	9	12	6	3
		0.128	5	8	11	7	3
		0.138	5	11	17	1	0

续表

一级指标	权重	二级指标权重	评价等级和人数				
			非常不同意 (1)	不同意 (2)	一般 (3)	同意 (4)	非常同意 (5)
信息内容质量	0.086	0.358	2	6	13	10	3
		0.315	1	4	12	11	6
		0.327	2	6	15	5	3
专业服务	0.122	0.237	8	10	12	4	0
		0.279	1	9	11	11	2
		0.247	4	8	20	2	0
		0.237	3	5	18	6	2
网站实用性	0.112	0.220	2	5	14	10	3
		0.295	2	7	13	9	3
		0.251	7	10	14	2	1
		0.234	4	8	17	4	1
网站外观	0.116	0.332	2	2	20	7	3
		0.342	4	7	16	5	2
		0.326	3	11	14	4	2
信息体系结构	0.075	0.542	4	8	17	5	0
		0.458	2	9	11	10	2
隐私保护	0.123	0.477	6	10	16	2	0
		0.523	7	11	13	3	0

表 6.7 平安健康网模糊关系矩阵

R_1	0.147	0.235	0.412	0.176	0.029
	0.118	0.206	0.412	0.206	0.059
	0.206	0.265	0.324	0.176	0.029
	0.088	0.176	0.471	0.176	0.088
	0.176	0.235	0.412	0.147	0.029
R_2	0.000	0.088	0.353	0.324	0.235
	0.147	0.294	0.382	0.088	0.088
	0.029	0.059	0.382	0.294	0.235
	0.029	0.147	0.294	0.294	0.235
	0.029	0.176	0.471	0.235	0.088
	0.029	0.118	0.353	0.294	0.206

续表

	0.176	0.265	0.353	0.176	0.029
	0.235	0.294	0.324	0.088	0.059
	0.176	0.353	0.324	0.147	0.000
R_3	0.088	0.265	0.324	0.235	0.088
	0.118	0.265	0.353	0.176	0.088
	0.147	0.235	0.324	0.206	0.088
	0.147	0.324	0.500	0.029	0.000
	0.059	0.147	0.382	0.294	0.088
R_4	0.029	0.118	0.353	0.324	0.176
	0.059	0.176	0.441	0.147	0.088
	0.235	0.294	0.353	0.118	0.000
R_5	0.029	0.265	0.324	0.324	0.059
	0.118	0.235	0.588	0.059	0.000
	0.088	0.147	0.529	0.176	0.059
	0.059	0.147	0.412	0.294	0.088
R_6	0.059	0.206	0.382	0.265	0.088
	0.206	0.294	0.412	0.059	0.029
	0.118	0.235	0.500	0.118	0.029
	0.059	0.059	0.588	0.206	0.088
R_7	0.118	0.206	0.471	0.147	0.059
	0.088	0.324	0.412	0.118	0.059
R_8	0.118	0.235	0.500	0.147	0.000
	0.059	0.265	0.324	0.294	0.059
R_9	0.176	0.294	0.471	0.059	0.000
	0.206	0.324	0.382	0.088	0.000

所得到的平安健康网的各个一级指标的模糊评价等级分布 B_i 如下所示：

$$B_1 = (0.143 \quad 0.225 \quad 0.409 \quad 0.180 \quad 0.047)$$
$$B_2 = (0.044 \quad 0.145 \quad 0.374 \quad 0.256 \quad 0.182)$$
$$B_3 = (0.159 \quad 0.288 \quad 0.357 \quad 0.148 \quad 0.049)$$
$$B_4 = (0.039 \quad 0.147 \quad 0.382 \quad 0.287 \quad 0.116)$$
$$B_5 = (0.114 \quad 0.237 \quad 0.445 \quad 0.175 \quad 0.030)$$
$$B_6 = (0.096 \quad 0.208 \quad 0.438 \quad 0.192 \quad 0.067)$$
$$B_7 = (0.089 \quad 0.195 \quad 0.490 \quad 0.157 \quad 0.069)$$
$$B_8 = (0.091 \quad 0.249 \quad 0.419 \quad 0.214 \quad 0.027)$$
$$B_9 = (0.192 \quad 0.310 \quad 0.424 \quad 0.074 \quad 0.000)$$

平安健康网的整体评价分布 B：
$$B = W \cdot S$$
$$= (0.111 \quad 0.226 \quad 0.415 \quad 0.181 \quad 0.064)$$

平安健康网的网站可用性整体等级指数 U 为：

$$U = B \cdot C^T = (0.111 \quad 0.226 \quad 0.415 \quad 0.181 \quad 0.064) \begin{pmatrix} 1 \\ 2 \\ 3 \\ 4 \\ 5 \end{pmatrix} = 2.853$$

另外可以通过相应的运算处理，通过对平安健康网的网站可用性的整体等级指数与最高分值的比例的计算，得出该网站可用性达到本研究所得出的指标体系标准的可能性为：

$$UP = \frac{B \cdot C^T}{5} \times 100\% = 57.1\%$$

此外，与前面的算例相似，可以对平安健康网的网站可用性的 9 个一级指标的各个等级指数分别进行计算，其结果如下：

$$U_1 = 2.768, \ U_2 = 3.386, \ U_3 = 2.642, \ U_4 = 3.207, \ U_5 = 2.771,$$
$$U_6 = 2.925, \ U_7 = 2.922, \ U_8 = 2.838, \ U_9 = 2.381$$

因此同寻医问药网的计算步骤，可得平安健康网的模糊评价指标的相关指数。其中该网站的可用性的整体模糊综合评价等级指数为2.853。另外，九个一级指标的模糊综合评价的等级指数分别为：网站可信性的等级指标为2.768，信息可获取性的等级指数为3.386，网站的交互性的等级指数为2.642，信息内容质量的等级指数为3.207，专业服务的等级指数为2.771，网站实用性的等级指数为2.925，网站外观的等级指数为2.922，信息体系结构的等级指数为2.838，隐私保护指标的等级指数为2.381。

6.2.3 结果分析与讨论

从整体指标来比较这三个网站，寻医问药网的可用性综合性整体指标最高，为3.088；其次是39健康网的可用性综合性整体指标为3.081，平安健康网的可用性综合性整体指标数为2.853。从整体可用性的评价来看，寻医问药网的可用性程度最高，也进一步说明了其能够更好地吸引用户，访问量排到第一位也可以在一定程度上说明这个问题。39健康网较平安健康网的整体可用性程度高，且在访问量上也高于平安健康网，这也进一步说明了健康网站的整体可用性程度越高，其对用户的吸引力越大。在整体了解了三个网站可用性的整体情况的基础上，需要进一步从不同指标来做比较分析，从而可以深入地发现一些具体的问题，帮助解决网站可用性的细节问题，了解不同网站之间可用性建设的差距。

（1）网站可信性

39健康网的可信性指标最高达到了3.0以上，而寻医问药网和平安健康网的指标分别为 2.850 和 2.768。知名度较高的寻医问药网和 39 健康网在网站的可信性方面要优于平安健康网,也在一定程度上说明了网站口碑和知名度以及相应的排名等会直接影响用户对网站的信任,因此三者在网站的口碑和知名度方面的评价上存在较大的差异性,39 健康网 3 分以上的评价占 88.2%,寻医问药网占 79.4%,而平安健康网占 61.8%。另外,在商业广告和所具有的明确的信息来源和作者方面,三者基本差距不大,但用户对 39 健康网在这两个方面的评价相对较高,在一定程度上说明 39 健康网的商业广告成分相对寻医问药网和平安健康网要少,且 39 健康网中的健康信息都具有较为明确的作者和来源。在通过专业机构认证方面,用户对三者的评价都不高,三个网站的 3 分以上的评价都在 50%左右,说明了用户并不认为三个网站得到了较好的专业认证。此外,三者都具有较为明确的网站声明,在网站机构和相关政策介绍的全面性方面,以及在三者的机构权威性方面,用户的评价基本差别不大。

(2) 信息可获取性

寻医问药网的信息可获取性指标为 3.745,39 健康网为 3.723,平安健康网为 3.386。三者在链接的有效性方面都得到了用户的认可,3 分以上的评价都到了 90%以上,基本差距不大。在获取信息的链接路径长度的评价方面三者存在一定的差异,寻医问药网的评价在 3 分以上的占总人数的 73.5%,39 健康网所占的比例为 67.6%,而平安健康网只有 55.9%的用户基本认可,这也表明用户在访问寻医问药网和 39 健康网时,只经历很少的链接就可以找到相关的信息,而平安健康网的用户则需要经过较多的路径才能发现信息,这也在一定程度上说明了其信息组织的方式不如前面两个网站合理。在网站是否支持不同用户群通道方面,用户对寻医问药网的评价在 3 分以上的占到了总人数的 79.4%,39 健康网为 82.4%,平安健康网为 76.5%,其中 39 健康网的个性化入口更为详细,既从性别、年龄进行划分,也从疾病的种类进行了划分,比较全面,而寻医问药网和平安健康网的个性化入口的划分不如前者详细合理。另外,在网站的响应时间和下载延迟、网站文字清晰简单以及采用其它方式进行访问等方面,用户对三个网站的评价几乎没有差别,3 分以上的评价基本都达到了 90%以上。

(3) 网站交互性

三个网站在网站交互性的整体指标分别是:寻医问药网为 2.998,39 健康网为 2.892,平安健康网为 2.642。其中,在网站的导航方面,用户对寻医问药网和 39 健康网站的 3 分以上评价都在 70%以上,而平安健康网的 3 分以上评价不到 50%,从网站导航系统的易用性来看,寻医问药网和 39 健康网站的导航系统结构较为类似,都采用了全局导航和局部导航相结合的形式,并提供了相应的网站地图,而平安健康网在主页中缺少全局导航,所提供的网站地图也不如前面的两个网站详细。在信息查找方面,主要表现为搜索引擎的易用性和结果的相关性等。在用户对三个网站的评价中,寻医问药网评价在 3 分以上的占 62.8%,39 健康网占 55.8%,平安健康网占 47%。从检索的策略和方式来看,寻医问药网具有分类检索的功能,且分类较为详细明确,如分为"综合"、"疾病""医生""药品""药店"等 7 类,39 健康网也具有分类检索,但分类不够详细,分为"综合""信息""博客""药品"等 5 类,而平安健康网的检索没有分类,因此寻医问药网具有较好的检索策略和易用性,且从评价结果也可以看出用户对寻医问药网的检索体验较为满意，更容易得到较为相关的结果。另外，网站中的用户注册、参与论坛以及评价网站信息等方面，用户对三个网站的评价得分差距不大。

（4）信息内容质量

三个网站在信息内容质量的整体指标分别为：寻医问药网为 3.212，39 健康网为 3.007，平安健康网为 3.207。信息内容的全面性方面，寻医问药网和 39 健康网所受到的评价得分较高，3 分以上的评价都大概占到了 80%，而平安健康网占到了 67%，与前面两个网站存在一定的差距，说明寻医问药网和 39 健康网所覆盖的内容比较广泛，能够更全面地涵盖用户对信息内容的需求。在网站的信息表现形式方面，三个网站的用户评价差距不大，在网站中都采用了较多的信息表现形式，如图片、音视频等。此外，在信息更新频率方面，三个网站所受评价得分也基本一致，都能够较好的保证信息的时效性。

（5）专业服务

三个网站在网站的专业服务的整体指标分别为：寻医问药网为 3.243，39 健康网为 3.378，平安健康网为 2.771。在提供自我健康测试方面的评价上，三个网站差距不大，但评价在 3 分以上的都在 60% 左右，说明三个网站所提供的这项专业服务，没有得到用户的认可。在网站所提供的在线医生咨询服务方面，寻医问药网 3 分以上的评价超过 80%，超过其他两个网站，说明其所提供的在线医生咨询服务更得到用户的认可，服务的响应速度以及内容的专业性更强。在预约挂号方面，寻医问药网的用户评价最高，3 分以上的评价占到了 82%，平安健康网也占到了 70% 左右，39 健康网只占到了 60% 左右，从网站的实际操作的角度，可以发现 39 健康网的预约挂号比较繁琐，不在本网站内，不能实现一站式服务，这可能也是影响用户评价结果的原因。此外，在电子商务方面，用户对三个网站的评价结果基本一致。

（6）网站实用性

三个网站在网站的实用性的整体指标分别为：寻医问药网为2.943，39健康网为2.969，平安健康网为2.925。用户对这三个网站的体验有所不同，在通过网站可以更好对自身健康了解和诊断方面，寻医问药网的3人以上的评价超过了90%，另外两个网站基本都在80%左右，也说明了寻医问药网比其他两个网站能够更好地帮助用户了解自身的健康状况。在涉及是否可以帮助了解相关药品、找到合适的医生和医院的两个方面，39健康网所受到的评价较高，分别超过了90%和80%，都要高于其他两个网站。此外，在用户对健康网站的持续使用方面，用户对寻医问药网和39健康网两个网站的预期使用的倾向性较强，评价在3分以上的占到了70%以上，而平安健康网的预期使用较差，占到了58%。

（7）网站外观

三个网站在网站外观的整体指标分别为：寻医问药网为2.664，39健康网为2.902，平安健康网为 2.922。网站的颜色、字体和图形的视觉舒适度方面，用户的评价较高的是平安健康网和 39 健康网，其评价分数在 3 以上的都达到了 85% 以上，而寻医问药网在这方面的评价表现较差，只达到了 70% 左右，说明平安健康网和 39 健康网的颜色和字体以及相应的图形的设计更加的符合多数用户的审美和视觉舒适度。另外，网站页面的简洁程度方面，三个网站的评价分数都比较低，其中平安健康网的评价得分相对较高，在 3 分以上的占到了 68%，而 39 健康网占到了 61%，寻医问药网则仅占到了 41%，在一定程度上说明了寻医问药网和 39 健康网这些网站尽管在内容上比较全面，但其在页面的简洁程度的处理上还存在不足。此外，网站页面的长度与宽度的合理性方面，三个网站的评价结果差别不大。

（8）信息体系结构

三个网站在信息体系结构的整体指标分别为：寻医问药网为 2.975，39 健康网为 3.103，平安健康网为 2.838。其中，在信息交叉链接和信息内容分类两个方面，39 健康网的评价结果都要优于其他两个网站的评价结果，两个方面的 3 分以上的评价都达到了 77%，而寻医问药网两个方面的评价结果在 3 分以上都占到了 70%，平安健康网站的两个方面的评价结果在 3 分以上的分别为 64%和 67%。在实际操作中可以发现，39 健康网中的信息体系结构比较完备，其中在信息交叉链接方面，该网站将不同疾病与医院和医生进行了链接，同时分类也主要采用了医院科室分类、热门疾病分类、用户分类等多种组织方式相结合的方案，无论从横向还是从纵向都起到了方便用户的作用。

（9）隐私保护

三个网站在隐私保护的整体指标分别为：寻医问药网为 3.144，39 健康网为 2.826，平安健康网为 2.381。在隐私信息提醒方面，寻医问药网在评价得分在 3 分以上的占 73%，39 健康网占 65%，平安健康网占 53%。另外在网站的隐私保护政策的说明方面，寻医问药网在评价得分在 3 分以上的占 76%，39 健康网占 70%，平安健康网占 47%。因此可以发现寻医问药网在隐私保护的两个方面都比较完备，能够较好地起到保护用户隐私的作用。

总之，通过测评可以发现所构建的指标体系能够较为合理的对健康网站进行测评，并从中发现不同网站之间可用性的差异性。另外，通过对相关网站的测评也可以进一步说明健康网站的可用性是由多个因素共同影响和作用的，需要从这几个因素所涉及的内容进行全面的分析。

6.3 本章小结

本章在健康网站可用性影响因素分析的基础上，构建出相应的评价指标体系，其中在健康网站的评价指标体系中，前文研究中的九个影响因素作为一级指标，并将各自影响因素所包含的题项作为二级指标；然后，以模型中的路径系数和因子载荷作为依据，并通过归一化处理形成指标体系的各级权重。然后，在此基础上，借助综合评价的方法对寻医问药网、39 健康网以及平安健康网 3 个健康网站进行实际测评，测评结果发现：可用性综合性整体指标上，寻医问药网最高，后面的依次是 39 健康网和平安健康网。在可用性的 9 个一级指标方面，寻医问药网在信息可获取性、网站交互性、信息内容质量、专业服务以及隐私保护四个方面测评指标都是最高的；39 健康网则在网站可信性、网站实用性、信息体系结构三个方面领先于其他两个网站；平安健康网只在网站外观方面略好于其他两个网站。

根据实证研究所得出的健康网站的 9 个影响因素的分析结果，以及实际案例的测评结果，本章总结出了与健康网站可用性建设相关的五个方面的建议：增强健康网站的可信任程度；改善健康网站的信息质量；提高医学健康那网站的性能；增加健康用户的个性化体验；提高网站中医学专业服务的质量。

第 7 章 健康网站可用性优化策略

根据实证研究所得出的影响健康网站的九个影响因素，以及实际案例的测评结果，本研究总结出了与健康网站可用性建设相关的五个方面的建议。

7.1 增强健康网站的可信任程度

对网站的信任是影响健康网站可用性的关键变量，因此健康网站必须提高自身的可信性。一般而言，健康网站可以通过权威专业认证、提高信息透明度、提供信息的准确来源，对广告数量的控制、提高用户隐私保护，来提高其自身的可信性。

从本研究的实证结果可以发现，权威专业认证对网站的信任程度起到了最大的影响，因此通过具有权威专业认证水平的第三方认证方式是有效的信任建立机制，在任何条件下都能有效提高用户对网站的信任程度。建立信任需要双方较长时间的接触和熟悉，而专业认证却能让用户缩短对健康网站的熟悉乃至信任的时间，满足用户最低信任要求，从而影响他们使用网站的态度和体验，进而提高网站的可用性。目前国内多数健康网站并没有进行专业认证，个别主要网站是通过官方机构认证的方式进行专业认证，如 39 健康网站、寻医问药网等得到卫生部、卫生厅等官方机构的认证，通过实证测评也可以发现，所测评的健康网站所进行的专业认证并没有得到用户很好的认可，这也在一定程度上说明我国目前的健康网站的专业认证方面还是存在一些不足。目前国内健康网站的专业认证形式还不够丰富，也不够灵活，除了官方认证外，未来应该还需建立起更多的权威专业化机构或者协会的认证组织，或者加入一些国外的认证组织等，如国外的 URAC、HONcode 等，从而促进更多的健康网站加入到专业认证中。

提高信息透明度，主要指将健康网站的运营机构性质、资金来源、联系方式、各项注意事项等相关信息都能够易于被用户发现并了解。从本研究的实证分析结果中也可以发现，这项措施也会较大地影响健康网站的可用性。网站自身的信息往往会通过"网站声明"来体现，其中包括了网站机构的目标、网站的资金来源、网站机构的性质以及相应的免责声明等，通过实证测试也可以发现，在其他条件相同的情况下，如39健康网和寻医问药网相比较，39健康网声明信息更为全面，其可信度方面的得分也比较高。因此，在条件允许的情况下，健康网站应该较为全面、如实地公开网站自身的相关信息，在让用户充分熟悉自己的同时，也可以充分展现出自身的特点和竞争优势，从而改善用户对网站的信任程度。

从实证分析和测评结果也可以发现，信息来源的明确标明，也会在一定程度上影响用户对网站的信任。对医学健康信息的来源的标明主要指网站应解释健康内容产生的过程或注明信息来源，且来源作者或者机构应该有明确的身份或者具有正规的医学从业资格认证或其它权威机构的认证等，这会在一定程度上帮助用户判断该网站的信息是否可信，也可以为用户在选择健康网站时提供参考。因此，健康网站应该在信息内容上明确标明信息来源，以此来获得更多用户的信任。

广告的控制方面，通过实证结果也可以发现，广告的多少也会对网站的信任程度产生一定的影响，广告数量过多，会对网站的可信性产生消极的影响，而通过访谈也可以发现，由于健康产品对用户健康的重要性，多数用户都比较谨慎，会对广告的真实性产生怀疑，会认为其只是一种营销手段，因此广告的数量过多不利于用户对网站的信任，进而影响网站的可用性。尽管广告是健康网站的主要收入来源之一，但用户对网站的评价和信任应该成为网站运营者所需要考虑的问题，因此网站应尽量减少广告或者相应的商业成分，从而提升网站的可信水平。

隐私保护虽然在实证结果分析中并未直接影响网站的可信性，由于个人健康信息、个人相关信息在互联网中存在被泄露的风险，这必然涉及用户对隐私泄露风险的感知，在一定程度上也会对用户对网站信任产生影响，因此，网站运营者应该加强对隐私保护的力度，不仅要对隐私保护政策进行完善，也需要对用户在输入涉及隐私信息时，提供隐私敏感信息的提醒服务等相关服务功能，以此来保护用户的隐私信息，这样也会在一定程度上提高用户对网站的信任程度。

7.2 改善健康网站的信息质量

改善网站的信息质量主要从信息内容和信息体系结构两个方面着手，从本研究的实证分析结果来看，尽管这两个方面在对健康网站可用性的影响程度都比较小，但也是用户在使用网站过程中所关注的。

在信息内容方面，要保证健康网站中信息的全面性，信息的全面性反映了网站是否能够较好的提供给用户所需的信息，是用户能够有效发现信息的基础。根据所访谈的医学专业背景的相关专家的建议，目前健康网站中的信息尽管数量十分丰富，但是并不全面，网站信息建设者应该从疾病的预防、发现到治疗的完整过程对医学健康信息做进一步的发掘，以此达到信息完整性的目的，如包含病因、症状、鉴别、检查、医院推荐等内容，使信息能够覆盖整个完整的保健医疗的过程。信息表现方式也会直接影响网站信息内容质量，主要通过使用多媒体的方式来对相应信息进行表示，从而提高信息的可辨识和易读性，改善用户使用网站的效率，但使用多媒体格式文件的过程会加大服务器存储的压力，因此在存储空间允许的情况下，健康网站可以多采用多媒体的方式来表现信息。此外，提高信息更新的速度也可以改善用户对健康网站的体验，有助于可用性水平的提高，这方面也在实证研究中有所体现。

信息体系结构主要包含了两个方面，横向的信息相互交叉链接和纵向的信息分类体系，都体现了信息组织的思想，两种组织方式都应该以方便用户使用为原则。通过对已有网站的测试和研究发现，较多的采用交互链接，如将相关疾病和医院、医生、药品等进行相互链接，可以方便用户及时发现信息，而合理的分类体系不仅能够使医学健康信息更加有序，同时提高用户浏览信息和查找信息的效率，因此从横向和纵向两个角度合理考虑如何架构健康网站的信息体系，一方面可以反映出网站的信息质量，另一方面也是提高可用性的手段之一。

7.3 提高健康网站的性能

通过实证研究结果可以发现，信息可获取性、网站交互性、以及网站外观都对健康网站的可用性产生一定影响，参考已有研究可以发现这三个方面都是属于网站性能范畴之内的[1]。因此在健康网站中对这三个方面进行一定的改善，就能够较好地完善网站性能，从而在一定程度上提高健康网站的可用性。

通过本研究中对相关影响因素的探索发现，信息可获取性主要可以从三个方面来改善，包括：链接、访问入口、可理解性。其中链接方面主要包括链接的有效性、响应时间以及链接路径长度。链接的有效性直接关系到健康网站的信息可否被访问和使用，这方面主要需要对链接服务器进行定期的检查和更新。响应时间则直接影响到用户访问和使用网站信息的效率，提高网站响应速度的方法主要有优化服务器的性能以及在网站页面中减少冗余的信息和插件，从而提高载入页面速度。具体的访问入口则涉及访问的途径是否丰富，其中包括了个性化访问入口和其他媒介访问入口。个性化访问入口在多数健康网站中都会存在，但能否具有针对性并从多方位反映不同用户的需求是最为关键的，这就需要根据不同用户的需求设置较为丰富的入口，如根据性别、年龄、疾病种类、服务需求类型等进行划分；而设置其他媒介对网站的访问入口的目的则是通过拓宽访问途径来吸引更多的用户使用，如借助手机、平板电脑等。关于可理解方面，主要可以通过使用简单语言、尽量回避医学术语、联系上下文突出显示关键字等方式来进行实现，从而提高用户获取信息的效率。

通过对实证研究结果的分析，可以发现网站导航、信息查找、网站论坛、用户注册等方面都反映了网站交互性，其中网站导航和信息查找功能在网站交互性中的影响最大，因此完善网站交互性，需要首先优化这两个具体功能，一个良好的导航系统可以帮助用户预见每一步操作的结果，并且它会让人们在浏览网站时感到放心，同时导航系统能够使得一切信息内容井然有序，很少或完全不会出现信息所在位置不确定的现象，因此为了达到这样的目的，导航系统的设计必须遵循"一致性"和"避免冗余"两个原则，一致性主要指信息与所在位置的一致性，用户需求与所要达到目的地的一致性；而避免冗余主要指不可以为同样类型的链接提供多个导航区域，因为那些重复的或者无法

---

[1] 曹恺，王海芹等. 提高高访问量交互式网站性能[J]. 计算机工程与应用，2007（12）：170-172.

区别的类别会将整个网站界面弄得很复杂,因此,只要在一个区域中清晰地对具体事物进行导航描述即可。信息查找功能核心是健康网站中的搜索引擎,其中搜索引擎的检索策略和检索结果的呈现是在优化搜索引擎时需要考虑的两个主要方面,健康网站中的搜索引擎的检索策略可以根据医学专业和用户需求的特征进行分类设置,如按照疾病症状、药品、医院等方面进行检索策略的设计,另外,对于结果的显示则主要考虑的是页面结果的排序,可以按照疾病的相关性、医生的机构等,也可以按照时间顺序等,应该采用比较灵活的排序方式,方便用户的选择。另外,网站设计者还需要关注查找结果的页面设计、查找结果的相关性等问题。

此外,网站外观方面,网站整体布局的简洁性的负载值最大,其在网站外观方面的作用最大,通过对健康网站中页面布局做进一步的简化以及信息内容的精简可以减轻用户的视觉和阅读的负担,从而提高用户使用网站的效率。另外,页面的颜色和字体都会从视觉上影响用户的使用效率,例如字体和颜色是使得健康网站能够给用户留下好印象的主要影响因素,不同的字体会营造出庄重或随意的气氛,不同的颜色可能会对相应的信息起到强调作用,因此针对整个健康网站的范围内,需要保持一种积极、专业化的形象,就应该选择适合于整个网站风格和用户需求的字体和背景颜色。此外,屏幕的尺寸、分辨率等也是提高可用性水平时所需要考虑的。

7.4 增加健康网站用户的个性化体验

为了增加用户体验,需要健康网站充分了解用户需求、用户个体特征等情况,并将这些情况直接应用于健康网站的可用性建设中,以此为不同用户提供更好的网站体验。不同的用户对于健康网站的使用态度、效果等都是不同的,通过本研究的实证分析,可以发现不同性别、年龄、文化程度、有无医学背景以及健康状况等对用户的需求和可用性都有一定的影响,从结果可以看出健康网站的可信性和网站的信息内容质量两个方面的个体差异最大,易受到不同个体因素的影响。而有无医学专业背景、健康状况、网络使用年限等在健康网站可用性的九个影响因素里的多个因素中都存在较大差异性。因此,健康网站应当注重不同用户之间的差异,并根据不同用户群体的特点,提供不同的体验措施和策略,从而满足不同用户的需求。如男性用户相比较女性用户对健康网站的信任程度较低,女性的价值观则更偏向于感性化,而男性更偏向于理性化,所以网站在提供服务的时候,应当多注重全方位、人性化的服务,使不同性别的用户都有一个较为愉快的心理。另外,由于年龄方面的差异,针对岁数较大的用户,需要全面和客观的将健康网站的信息和服务功能告诉他们,并为他们提供易操作性的界面,使他们能够更准确和容易地了解医学健康的相关信息和服务的真实性。另外,不同文化程度和有无医学专业背景的用户对网站信息的信任程度、信息内容、网站实用性等都存在较大的差异,例如高学历或者具有医学专业背景的用户会更多的注重健康网站性能、信息的客观评价和服务的专业性等,而其他用户可能会更多地对网站的外观、实用性等比较关注,因此网站需要从内容的准确性、专业性、外观以及实用性等方面进行设计和实施。为了提高健康网站的可用性水平，有必要增加不同用户的个性化体验，根据个体之间的差异，发现不同个体的需求和体验效果，从而满足不同用户的需求，实现健康网站的个性化服务。

7.5 提高医学专业服务质量

健康网站所提供的医学专业服务是健康网站的主要核心功能之一，通过实证研究可以发现，其对健康网站可用性的影响程度排在第三位，同时也是吸引特定用户的主要手段和方法。对已有研究结果的分析表明，"在线医生咨询"服务是所提供专业服务中对"专业服务"影响最大的，也是用户需求最多的，该项服务为医患双方提供了可以进行交流互动的平台。通过对用户的调查可以发现，用户主要关注该项服务的两个方面，即在线医生的反应速度、在线医生答复内容的详尽性和专业性。因此，为了满足用户的需求，提供该项服务时，网站一方面需要在线咨询医生或者专业服务人员具有一定的医学专业素质，另一方面则需要咨询人员具有较高的职业素养，能够较快地帮助用户解决问题，以更好地满足用户的服务。网上预约挂号可以节省患者的就医时间和精力，大多健康网站目前都提供了这项服务，同时也成为用户关注的重要服务之一。通过调查可以发现用户主要关注"网站预约挂号"的两个方面：一方面是整合医院的范围是否能够满足用户的需求，另一方面是网站预约挂号的操作简单程度。因此，通过改善预约挂号服务的这两个方面，可以在一定程度上较为有效地提高网站的专业服务质量。自我健康诊断功能，一般只能作为用户健康体检的辅助性参考，其所具有的灵活性和准确性也是用户在体验中所关注的，因此，在提高其响应速度的同时，需要网站通过借助医生等专业人士对该功能的设计提供合理科学的健康诊断数据，以此为用户提供较为准确的健康诊断信息。此外，一些健康网站中的医药电子商务也会影响网站的专业服务质量，用户也主要集中关注医药电子商务所提供产品的功效、副作用、价格等信息的可靠性以及商家的诚信等，这也是健康网站需要进行改善的。

第 8 章 已有研究结论与展望

8.1 已有研究总结

健康网站逐渐成为公众获取健康信息的主要来源，其对社会的影响力越来越大，健康网站可用性水平的提高，能够进一步促进健康网站的发展。本研究正是致力于此，希望从用户的角度出发，发现和分析可用性的影响因素，并建立相应的测评指标体系来为各界对健康网站的可用性的测评提供参考。

本研究首先通过文献和理论回顾，对健康网站中影响可用性的因素进行了理论分析；然后从用户的角度进行了深度的质性访谈，进一步对健康网站可用性的影响因素进行了探讨；借助探索性因子和结构方程模型，在上述研究的基础上对可用性影响因素进行了实证探索，并对影响因素模型进行了有效性和可靠性进行了验证，以及对各影响因素的影响程度的分析；然后，对各个影响因素的用户个体差异进行了分析；最后，在以上研究的基础上构建了测评指标体系，并进行了健康网站实例的测评。本研究的结论不仅进一步验证了已有研究中所提到的网站可用性影响因素仍然会在健康网站可用性中发挥作用，探索出了具有健康网站特点的可用性影响因素，并进一步发现了不同影响因素对健康网站可用性的影响程度，具有一定的理论价值。此外，通过对相关指标体系的构建，也为健康网站的评价提供了一定的实践参考。具体结论如下：

（1）在分析相关理论和研究成果的基础上，运用质性研究的方法初步探索出了健康网站可用性的影响因素。在对特定受访者进行质性访谈的基础上，对访谈数据进行了比较和分析，结合相应的研究成果，共探索出了13个影响因素，并对各个影响因素进行了命名。研究发现13个具体的影响因素中的大部分因素基本都属于已有研究成果中所总结的几个方面，如网站交互性、网站外观、信息内容质量、信息可获取性、网站可信性、信息体系结构等。而通过质性分析结果，发现还有一些具体因素的维度在已有研究和相关的实践中较少提到，如网站实用性、网站专业服务、广告、用户交流等，这些影响因素都是通过质性研究探索而出的，在一定程度上可以作为已有研究的补充和完善。

（2）在已有研究的基础上，通过对用户的全面调查，借助探索性因子分析进一步探索出了9个核心影响因素维度，并对其进行命名，即网站可信性、信息可获取性、网站交互性、信息内容质量、提供专业服务、网站实用性、网站外观、信息体系结构、隐私保护；并进一步借助结构方程模型对9个影响因素做了验证和分析。研究发现，9个影响因素中，网站交互性、隐私保护、提供专业服务、网站可信性、网站外观、信息可获取性、网站实用性、信息内容质量、信息体系结构对健康网站的影响效应依次下降。此外，在研究中还发现了九个影响因素并不是完全独立，它们之间仍然存在着一定的相关性。

（3）在个体因素对可用性的影响方面，本研究得出了一些新的结论。医学专业背景、文化程度、网络使用年限以及健康状况等对健康网站可用性的要素的影响比较显著，而性别和年龄等的影响不大。其中，医学专业背景对健康网站可用性的影响最大，影响了其中的 7 个影响因素，其次是文化程度、网络使用年限和健康状况。此外，通过对用户个体差异的分析可以发现健康网站可用性影响因素中的网站可信性和网站信息内容质量两个方面的个体差异最大，易于受到不同个体因素的影响。

（4）在对健康网站可用性影响因素分析的基础上，构建出了健康网站可用性测评指标体系。构建核心思想主要是借助影响因素结构方程模型的影响效应和模糊综合评价方法作为计算不同指标的权重的方法。此外，还对相关的健康网站案例进行了测评，发现不同的网站之间的可用性的区分度较大，测评效果比较理想。

8.2 研究展望

本研究从用户体验的角度对健康信网站可用性影响因素的问题进行了探讨，在健康网站影响因素的实证探索和验证以及健康网站可用性测评体系构建方面进行了新的有益的探索和补充，并取得一些创新性研究成果，本研究在理论和实践中都具有一定的参考和创新价值。但是，由于笔者时间和精力有限，本研究中还存在一些不足，需要在后续研究中进一步深入探讨。

（1）增加健康用户个体特征的研究。本研究通过实证分析发现，用户个体相关特征对健康网站的可用性影响较为显著，而用户的网络经验方面也对可用性产生了较大的影响，但是对这方面的研究还不够全面，只对网络使用年限进行了分析，除了这个因素外，使用健康网站的经历、使用健康网站的频次，每周平均使用网络的频次等都是需要做进一步探索研究的。另外，使用健康网站的人群更体现出不同于一般网站使用者的个性特征，在今后的研究中应该充分考虑用户其他方面的个体特征，如性格、互联网的接受度、个人创新性等，进一步探讨它们对健康网站可用性的影响。

（2）纳入不同类型的健康网站的类型。本研究重点对大众健康网站的可用性进行了研究，但是对医院网站、科研机构网站等其他医学专业网站没有进行系统的研究，今后需要扩大所研究网站的类型，将其他类型的健康网站作为研究对象，从而更全面地了解和探索健康网站整体的可用性现状、发展策略和趋势。

（3）本研究重点对九个不同因素对健康网站可用性的直接作用进行了探索和分析，今后需要对 9 个不同影响因素之间的关系做进一步的探索和分析，从而发现影响健康网站可用性水平的各个因素之间的内在作用机理，补充和完善健康网站可用性影响因素概念模型及其相关研究。

（4）本研究利用结构方程模型和模糊综合评价方法对具体健康网站进行了测评分析，今后将会采用其他的测评理论与方法，对健康网站进行实例测评，并从中比较不同方法对同样案例和问题的测评结果，从而对所构建的测评指标的稳定性和合理性做进一步的验证。此外，本研究仅选用了 3 个健康网站进行试验性的测评分析，在今后的研究中需要选择更多的网站实例进行实际测评，从而进一步挖掘测评指标的实践价值。

此外，限于研究者的时间、精力、物力等因素，本研究所调查样本的选取和数量、以及样本调查方法仍有待于做进一步的完善和发展。在未来的研究中需要更加合理、科学的选择调查样本、扩大样本量，使样本更具代表性，从而使研究结果更为客观、准确地反映不同因素对健康网站可用性的影响。

参考文献

1. Agarwal R, Venkatesh V. Assessing a Firm's Web Presence: A Heuristic Evaluation Procedure for the Measurement of Usability [J]. Information Systems Research, 2002, 13（2）:168-186.

2. Agerfalk P, Eriksson O. Action-oriented conceptual modeling[J]. European Journal of Information Systems, 2004. 13（1）: 80-92.

3. Bagozzi R. Yi Y. On the evaluation of structural equation models[J]. Journal Of Marketing Science,1988,16（1）:74-94

4. Bartlett Y, Selby D. Developing a useful, user-friendly website for cancer patient follow-up: users' perspectives on ease of access and usefulness[J].EUR J CANCER CARE, 2012, 21（6）:747-757.

5. Bevan N, Kirakowski J, Maissel J. "What is Usability?"[A]. Proceedings of the 4th International Conference on HCI, 1991: 12-20.

6. Bollen K. Structural equations with latent variables[M]. New York, N.Y.: Wiley, 1989:33-45.

7. Clayton L, John R. Task-centered user interface design: a practical introduction [M]. Colorado: University of Colorado, 1994.

8. Deering M, Harris J. Consumer health information demand and delivery: implications for libraries[J].Bull Med Libr Assoc.1996, 84（2）:209-216.

9. Dillon A. Designing Usable Electronic Text: Ergonomic Aspects of Human Information Usage[M]. Bristol: Taylor and Francis, 1994.

10. Eighmey J, McCord L. Adding value in the information age: Uses and gratifications of sites on the World-Wide Web[J]. Journal of Business Research, 1998,41（3）:187-194.

11. Ellis R D. Kurniawan SH. Increasing the Usability of Online Information for Older Users: A Case Study in Participatory Design [J].International Journal of Human-Computer Interaction, 2000, 12（2）: 263-276.

12. European Commission. Survey of Online Health Information[C/OL]. [2012-05-12] http://europa.eu.int/comm/public_opinion/archives/eb/eb59/eb59/rapport_final_en.pdf;2003.

13. Eysenbach G. Consumer health informatics[J]. BMJ, 2000, 20（7251）:1713-1716.

14. Eysenbach G.The impact of the Internet on cancer outcomes[J]. A Cancer J Clin, 2003（53）:356-371.

15. Eysenbach, G, Kohler, C. How do consumers search for and appraise health information on the World Wide Web? Qualitative study using focus groups, usability tests, and in-depth interviews[EB/OL]. [2012-05-18]. http://www.pubmedcentral.nih.gov/ articlerender. fcgi?tool=pubmed&pubmedid=11884321

16. Ferguson T. Consumer health informatics[J]. Health Forum J,1995,38（1）:28-33.

17. Fogg B. Persuasive technology: Using computers to change what we think and do. San Francisco: Morgan Kaufmann, 2003.

18. Fornell C, Larcker D. Evaluation Structural Equation Models with Unobservable Variables and Measurement Error[J]. Journal of Marketing Research,1981,18（1）:39-50

19. Fox S, Lee R. The online health care revolution: How the Web helps Americans take better care of themselves[EB/OL].[2012-05-12]. http://www.pewinternet.org/PPF/r/26/report display.asp

20. Fox, S. Online Health Search 2006[N/OL].The Pew Internet and American Life Project. [2012-11-3]. http://www.pewinternet.org.

21. Fox S, Lee R. Vital Decisions: A Pew Internet Health Report[EB/OL]. [2012-06-08]. httn://www.pewinternet.org/PPF/r/59/report_display.asp

22. Gorman G, Rowland F. Scholarly Publishing in an Electronic Era[M]. London，UK:Facet Publishing, 2005.

23. Godwin J, Greald P.Factors Affecting E-commerce Web Site Effectiveness[J]. The Journal of Computer Information Systems, 2002（1）: 10-16.

24. Gould J, Lewis C. Designing for usability: Key principles and what designers think[J].Communications of the ACM, 1985（3）:300-311.

25. Hansen P. Evaluations of IR User Interface: Implications for User Interface Design[EB/OL]. [2012-11-18]. http: //www. hb.se/bhs/ith/2-98 /ph. html.

26. Hartson HR. Human computer interaction: interdisciplinary roots and trends [J].The Journal of System and Software, 1998（43）:103-111.

27. Hassan,Shahizan and FengLi.Evaluating the Usability and Content Usefulness of Web Sites A Benchmarking Approach[J].Journal of Electronic Commerce in Organizations, 2005 （2）: 46-67.

28. Hersey J,Matheson J. Consumer health informatics and patient decision-making[M]. Washington: Health Care Policy and Research.1997.

29. Hong T. The influence of structural and message features on Web site credibility[J]. Journal of the American Society for Information Science and Technology[J]. JASIST, 2006（1）: 114-27.

30. Huang A H. A Research Taxonomy for e-Commerce System Usability[A]. In Proceedings of the 8th Americas Conference on Information Systems. 2002: 638-642.

31. Ibelema M, Powell L. Cable television news viewed as most credible[J].Newspaper Research Journal, 2001（1）:41-51.

32. ISO 9241-11, "Ergonomic requirements for office work with visual display terminals（VDT） Part 11 Guidance on usability," ISO 9241-11:1998（E）.

33. Jaeger P. Assessing section 508 compliance on federal e-government Web sites: A multi-method, user-centered evaluation of accessibility for persons with disabilities[J]. Government Information Quarterly, 2006,23（2）:169-190.

34. Jokela T,Iivari N. The standard of user—centered design and the standard Definition of usability: analyzing ISO 13407 against ISO9241-11.Proeedings of the Latin American conference on Human-computer interaction，ACM.2003（4）: 53-60.

35. Jonathan W. Web site usability, design, and performance metrics[J]. Information Systems Research, 2002, 13 （2）:151-165.

36. Kim K. A Model of Digital Library Information Seeking Process as a Frame for Classifying Usability Problems [D]. Rutgers,The State University of New Jersey，2002.

37. Kim P, Eng T, Deering M. Published criteria for evaluating health related web sites: review[J]. British Medical Journal , 1999,3（18）: 647–649.

38. Larry L, Lucy A. D.面向使用的软件设计[M]. 北京：机械工业出版社. 2004. 5. 17-18.

39. Lee M , Boris P.A Behavior Change Model for Internet Interventions[J]. ann. behav. Med, 2009（38）:18-27.

40. Lin H, Choong Y, Salvendy G. A proposed index of usability: a method for comparing the relative usability of different software systems[J]. Behavior and Information Technology, 1997（16）: 267-278.

41. Luciano GAMBERINI，Elisabetta VALENTI，Web Usability Today: Theories，Approach and Method，Towards CyberPsychology: Mind，Cognitions and Society In the Internet Age，Amsterdam，ISO Press，2001，2002，2003

42. Madden M. Internet Penetration and Impact[EB/OL]. [2012-05-13].http://www.pewinternet.org/PPF/r/182/report_display.asp

43. Marie C, Oliver D, Benoit A. The impact of interface usability on trust in web retailer[J].Internet Research, 2001（5）:388-398.

44. McCracken G. The long interview（Qualitative research methods）[M].USA: Sage, 1988.

45. Michael Quinn Patton. 质的评鉴与研究[M].吴芝仪，李奉儒（译）.台北:桂冠图书公司,1990:38.

46. Milburn M. Evaluating the Credibility of Online Information: A Test of Source and Advertising Influence. Mass Communication & Society, 1991,16（1）:11-29.

47. Nah F, Davis S. HCI Research Issues in Electronic Commerce[J]. Journal of Electronic Commerce Research, 2002（3）: 98-113.

48. National Aeronautics and Space Administration: Space Station Freedom Program Office,Human Computer Interface Guide,Revision A,1993（3）:55-56

49. National Center for Complementary and Alternative Medicine. 10 Things to Know About Evaluating Medical Resources on the Web[EB/OL]. [2012-10-23].http:// nccam.nih.gov/health/webresources/#top

50. National Network/Library of Medicine（NN/LM）.Consumer health information: a workshop for librarians providing health information to the public.[EB/OL].[2012-08-08]. http://nnlm.gov/train/chi/mws.htm.

51. Neuman L. Social Research Methods: Qualitative and Quantitative Approaches[M]. Boston: Ally and Bacon, 1997:7.

52. Newman W, Landay J. Sitemaps, story-boards, and specifications: A sketch of web site design practice[A]. In Proceedings of Designing Interactive Systems: DIS 2000, New York, 2000: 263-274..

53. Nielsen J, Loranger H, Prioritizing Web Usability[M]. Indianapolis :New Riders, 2006.

54. Nielsen J. How to conduct a heuristic evaluation [EB/OL].[2012-06-12]. http://www.useit.com/papers/heuristic /heuristic_evaluation.html, 2001,10.

55. Nielsen, J. Designing Web Usability[M]. Indianapolis: New Riders, 2000.

56. Nielsen, J. Top Ten Mistakes in Web Design. Jakob Nielsen's Alertbox for May1996[EB/OL]. [2012-05-12].http://www.useit.com/alertbox/9605.html.

57. Nielsen J. Usability Engineering（M）. San Diego: Academic Press, 1993.

58. Norman.D.A. Emotion and design: Attractive things work better[J].Interactions Magazine, 2002（4）: 128-132.

59. Pak R, Price M. Age-Sensitive Design of Online Health Information: Comparative Usability Study[J]. J Med Internet Res,2009,11（4）: 45.

60. Park J, Kim J. Effects of contextual navigation aids on browsing diverse Web systems[A]. Proceedings of the SIGCHI conference on Human factors in computing systems, 2000: 257-264.

61. Pew Internet American Life Project: Internet visits soaring[J].Health Management Technology, 2003（24）: 2-8.

62. Pitkow J, Kehoe C.Emerging trends in the www user population[J], Comm. ACM, 1996, 39（6）:106-108.

63. Preece J. Sociability and Usability in Online Communities: Deter-mining and Measuring Success [J].Behavior& Information Technology,2001,20（5）: 347-356.

64. Quesenbery W. Dimensions of usability. Content and Complexity: Information Design in Software Development and Documentation[A]. proceedings of the UPA 2003 Conference, 2003: 8.

65. Becker.A study of web Usability for Older Adults Seeking Online Health Resources[J]. ACM Transactions on Computer-Human Interaction, 2004,4（11）:387-406.

66. Reuters.Consumer-targeted internet investment: onlinestrategies to ImProve Patient

care and Product PositioninglJ]. Reuters Business Insight Report 2003（5）:165-178.

67. Richard, J., Appleyard, PhD. Usability of Online Health Information for People with Disabilities. AMIAAnnu Symp Proc. 2003[EB/OL]. [2012-05-76].http:// www. pubmedcentral. nih.gov/articlerender.fcgi?tool=pubmed&pubmedid=14728283

68. Rosenfeld L, Morville P. Information architecture for World Wide Web. CA: O'Reilly & Associates, 2006.

69. Schneider F, Osch L. Identifying Factors for Optimal Development of Health-Related Websites: A Delphi Study Among Experts and Potential Future Users[J]. J Med Internet Res, 2012, 14（1）: 18.

70. Sears A. Introduction: Empirical Studies of WWW Usability[J].International Journal of Human-Computer Interaction, 2000（12）: 167-171.

71. Seffah A, Metzker E. The Obstacles and Myths of Usability and Software Engineering [J].Communications of the ACM, 2004, 47 （12）: 71-76.

72. Shackel B. Human factors for informatics usability[M]. New York: Cambridge University Press, 1991.

73. Shneiderman B. Designing the User Interface[M]. 4th Edition. USA：Pearson-Addison Wesley，2005.

74. Shneiderman, B. Designing the User Interface:Computer Interaction[M].Longman: Strategies for Effective Human Inc., 1998.

75. Silberg W, Lundberg G. Musacchio R A. Assessing Controlling and Assuring the Quality of Medical Information on the Internet: Caveant Lector et Viewor - Let the Reader and Viewer Beware[J]. Journal of the American Medical Association, 1997（277）:1244-1245.

76. Sillence E, Briggs P, Harris P. Health Websites that people can trust – the case of hypertension[J]. Interacting with Computers.2007（19）:32-42.

77. Simonin, B. L. Transfer of marketing know-how in international strategic alliances: An empirical investigation of the role and antecedents of knowledge ambiguity [J]. Journal of International Business Studies, 1999, 33（3）: 463-490

78. Strauss, Corbin. 质性研究概论[M]，徐宗国译. 台北：巨流图书公司，1997：19-20.

79. Survey: nearly half of US adults turn to Web for health care needs[N/OL]. [2012-05-12]. http://www.solucient.com/newspress/news20030715.shtml.

80. Tatsumi H，Mitani H. Internet Medical Usage in Japan：Current Situation and Issues[J]. J MedInternet Res.2001,3（1）：12

81. Trochim, W. Evaluating websites[EB/OL].[2012-08-05]. http://trochim.human. cornell. edu/webeval/webeval.htm

82. Turner, Steven. The NEP Test for Grading web Site Usability[J].Computer in Libraries, 2002, 22（10）:37.

83. Usability Basics [EB/OL]. [2011-4-11].http://www.usability.gov/basics/index.html.

84. Van House N A，Butler M R，Ogle Vetal. User-centred Iterative Design for Digital

Libraries [J/OL]. D-Lib Magazine. [2009-07-17]. http: //www. dlib. org/dlib/february96/02vanhouse. html.

85. Walther J, Pingree S. Attributes of Interactive Online Health Information Systems[J].J Med Internet Res. 2005:7（3）：33.

86. William,Y. Digital Library[M]. USA: The MIT Press, 2000.

87. Williams P, Nicholas N. Surfing for health: user evaluation of a health information website. Part one: background and literature review[J]. Health Information and Libraries Journal, 2002（19）:98-108.

88. Yeung T,Law R. Evaluation of usability: A Study of Hotel Websites Usability in Hong Kong[J].Journal of Hospitality,2006（4）:452-473.

89. Zeng X, Parmanto B.Evaluation of web accessibility of consumer health information websites[J].AMIA Annu Symp Proc, 2003（1）:743-747.

90. 艾瑞咨询相关数据[EB/OL].[2012-09-20].http://www.cnadtop.com/news/industryVision/2010/7/3Oaf3a460-111d-415f-9e97-cd6660c79f8e.htm

91. 安娜，德．克利夫兰，潘雪群，陈江萍等．健康信息需求分析及相关网络资源的使用——对达拉斯福和地区华人的调查[J]．图书情报工作，2008，52（3）：112-116.

92. 曹恺，王海芹等．提高高访问量交互式网站性能[J]．计算机工程与应用，2007（2）：170-172.

93. 曹志英，刘正捷，刘刚．网站可用性设计指南[J]．计算机世界，2001（3）：54-60.

94. 常金玲，夏国平．B2C 电子商务网站可用性评价[J]．情报学报，2005，24（2）：237-242.

95. 陈晶．浅谈 Web 页面的可用性设计[J]；现代图书情报技术，2003[1]：46-49.

96. 陈向明．质的研究方法与社会科学研究[M]．北京：教育科学出版社，2000（1）：12.

97. 陈正昌．多变量分析方法：统计软件应用[M]．北京：中国税务出版社，2005：223-224.

98. 崔春莎．浅谈以用户为导向的信息需求分析[J]．现代情报，2004（9）：175-179.

99. 高音．国外网络医疗卫生信息质量评估项目[J]．中华医学图书情报杂志，2008（3）：78-80.

100. 葛燕，周容刚，林钦等．年轻学生对计算机操作界面的颜色偏好设置[J]．人类工效学，2004，10（3）：23-27

101. 郭丹，刘正捷，白文涛，窦赫男．中国 C2C 电子商务网站可用性研究探索[A]；第一届建立和谐人机环境联合学术会议（HHME2005）论文集[C]，2005年．

102. 韩正彪，周鹏．扎根理论质性研究方法在情报学研究中的应用[J]．情报理论与实践，2011，34（5）：19-23.

103. 黄成．基于非医学专业信息用户需求的我国健康网站可用性评价研究[D]．西南大学，2008：45-46.

104. 黄芳铭．结构方程模式:理论与应用[M]．北京：中国税务出版社，2003．

105. 黄音，兰小筠. 医疗卫生网络信息资源评价综述[J]. 大学图书馆学报，2007（6）：34-40.

106. 董伟，周晓英.基于用户任务导向的政府网站可用性测评研究[J]. 情报学报 2013（2）.

107. 健康网站排名[EB/OL].[2012-12-28].http://www.iwebchoice.com/Html/ Class_37. shtml http://www.xywy.com/about/index.html.

108. 金燕，WWW 信息导航机制研究[博士学位论文]，武汉：武汉大学. 2005.

109. 雷银芝.政府网站可用性研究——以"首都之窗"门户网站为例[J]. 情报理论与实践，2011（12）：112-116.

110. 李广建，王巍巍，杨林，等. 基于 WCAG2.0 政府网站可访问性评价研究[J]. 中国图书馆学报，2011（6）：27-36.

111. 李乐山. 人机界面设计[M]. 北京:科学出版社，2004.

112. 李准，赵文龙，黄成等. 网站在健康信息传播中的角色价值研究[A]. 华中科技大学同济医学院医药卫生管理学院博士交叉学科创新论坛论文集[C]，2011：166-169.

113. 刘记，沈祥兴.网站信息构建决定因素分析[J]. 情报科学，2007（2）：267-270

114. 刘杰，饶培伦. 针对网页视觉设计的视觉搜索能力研究[J]. 人类工效学，2006，12（6）：1-3.

115. 刘颖. 人机交互界面的可用性评估方法[J]. 人类工效学，2002.6（8）：35-37.

116. 卢纹贷. SPSS for windows 统计分析[M]. 北京:电子工业出版社，2003：136-140.

117. 吕姿之. 健康教育与健康促进[M]. 北京：北京医科大学出版社，1998.

118. 诺曼. 情感化设计[M]. 付秋芳，程进三（译）. 北京：电子工业出版社，2005：1-206.

119. 平安健康网简介[EB/OL]. [2012-12-28].http://www.panjk.com/about/index.html.

120. 邱皓政，林碧芳. 结构方程模型的原理和应用[M]. 北京：中国轻工业出版社，2009：92-93.

121. 时代. 网站可用性设计经验谈[J]. 国土资源信息化，2003（5）：39-41.

122. 施那德曼（Shneiderman.B）等著. 用户界面设计——有效的人机交互策略（第四版）[M]. 张国印等译. 北京：电子工业出版社，2007：17.

123. 三九健康网简介[EB/OL]. [2012-12-28].http://corp.39.net/info/about.html

124. 苏雪梅，张群，陈强等. 基于用户体验的中国疾病预防控制中心网站信息构建问题探讨[J]. 中华医学图书情报杂志，2011（3）：1-4.

125. 苏援. 消费者健康信息服务的重要性. 卢荷生教授七秩荣庆论文集[M]. 台北：文史哲出版社，2001：143.

126. 王冰. 国内外政府网站信息构建比较研究[D]. 北京：中国人民大学，2005.

127. 王建冬. 国外可用性研究进展述评[J]. 现代图书情报技术，2009（9）：7-16.

128. 王颖，孙成权. 网站可用性评估标准浅议[J]. 图书与情报，2008（1）：98-102.

129. 王永跃，葛列众.网页可用性在线测试[J]. 人类工效学，2004（2）：17-19

130. 沃尔曼. 信息饥渴—信息的选择、表达与渗透[M]. 李银胜（译）. 北京：电子工业出版社，2001.

131. 吴丹,刘国余. 网页可用性及其原则的理解[J]. 计算机时代,2004（1）：10-11.
132. 吴明隆. 问卷统计分析实务——SPSS 操作与应用[M]. 重庆：重庆大学出版社,2010：92-93.
133. 薛薇. SPSS 统计分析方法及应用[M]. 北京：电子工业出版社,2004：144-149.
134. 杨建伟,林岳军. 国内康复医学相关资源网站综合评估与分析[J]. 中国康复医学杂志,2003（9）：532-535.
135. 於世为. 基于模糊重心的 BtoC 模式下网络信任综合评价[J]. 科技管理研究,2005（11）：123-125.
136. 张汾,许培扬,刘颖. 国外互联网医学信息评价工作的进展[J]. 医学情报工作,2003（6）：477-480.
137. 张馨遥. 健康信息需求研究的内容与意义[J]. 医学与社会,2010,23（1）：51-53.
138. 中国互联网信息中心. 中国互联网 2007 年调查报告[N]. 中国互联网协会,DCCI 互联网数据中心,2007.
139. 中国互联网信息中心.中国互联网络发展状况统计报告（2005/1）[N/OL].[2012-11-15]. http://download.xinhuanet.com/it/document/cnnic15.doc.
140. 周慧. 应用数学模型建立医学网站信息资源评价体系[J]. 医学信息学杂志,2006（3）：181-183.
141. 周晓英. 基于信息理解的信息构建[D]. 北京：北京大学,2003.
142. 周晓英. 政府网站信息构建的特点：加拿大政府网站案例研究[J]. 情报理论与实践,2008（1）：51-54.

附 录

附录1 健康网站可用性影响因素质性研究操作大纲

尊敬的×××先生/女士：

您好！

首先非常感谢您抽出时间参与这次质性研究，问卷信息和访谈成果仅用于完成本次研究。我们承诺，您的相关信息不会有任何泄漏，如果您对研究成果感兴趣，请在问卷部分的第10题留下您的邮箱，我们会将研究成果发给您。

联系方式：tel—15117948063；e-mail：weixiong83@163.com

具体操作流程

第一步：介绍本研究的基本情况

本研究主要是探索健康网站可用性的影响因素。健康网站可用性是指用户在健康网站环境下，使用各种类型信息、完成某项任务时的效率、效果以及对整个网站信息和功能的满意度。

- 效率：是指用户使用网站过程中所花费的时间和精力；
- 效果：用户能否达到预期目标，以及完成目标的程度；
- 满意度：使用者总体上喜欢或使用上的舒适程度。

第二步：填写下列基本问卷

（1）您的性别是：　　男　　□　　□

（2）您的年龄：_____

（3）您的文化程度（　　）

　　A. 高中/中专以下　B. 高中/中专　C. 大专　D. 本科

　　E. 硕士　F. 博士　D. 其他（请注明）：_____

（4）您的职业：_____

（5）您使用网络的年限为_____

（6）您使用健康网站的年限为：_____

（7）您通过哪些途径发现医学健康信息_____

（8）您利用健康网站查寻相关信息的频率是（　　）

　　A. 每周一次或更多　　B. 每月一次　　C. 3个月一次　　D. 很少

（9）请问您访问健康网站的目的是为了（　　）

  A. 了解或查询相关健康信息（疾病治疗与预防、保健养生等信息）

  B. 了解医疗健康行业的最新发展动态和相关政策导向

  C. 在线预约挂号　　D. 在线咨询医生

  E. 在线购买医学保健产品　　F. 与其他用户进行健康方面的交流

  G. 学习专业知识　　H. 其他

（10）您通过网络主要关注哪些健康信息（　　）

  A. 特定疾病问题的信息（癌症、糖尿病、心脏病、艾滋病等）

  B. 特定医学疗法或手术的信息

  C. 新型药品或先进治疗方法的信息

  D. 养生保健信息（饮食、营养、锻炼、中医养生）

  E. 处方药或非处方药的信息（用法、种类、副作用）

  F. 特定的医生和医院的信息

  G. 医疗保险/医疗补助制度/卫生法规　　H. 瘦身美容　　I. 心理疾病相关问题

  J. 其他

第三步：输入概念列表

步骤1：

请您通过给定的几个健康网站或者搜索引擎查找到您所感兴趣的健康网站，如39健康网、久久健康网、有问必答中的一个或几个进行自由的访问和浏览，时间为5分钟。（如果您经常使用所选的网站，可以直接转向步骤2；如果不够熟悉，可以通过以下几个简单的任务来了解该网站）

（1）请您在网站页面中浏览一些您所关心的与保健相关信息。

（2）请查找您所关心的一类疾病的症状、治疗方法、药品以及对应的医院。

（3）请您尝试与在线医生进行互动，并进行相应的提问，如询问疾病预防或者诊治等。

（4）了解该网站给用户提供的交互平台，如论坛，博客等。

步骤2：

将您所想到的能够代表使用健康网站体验和感觉的相关词语写在下面的横线上。时间限定在10分以内。（如：页面清晰、下载速度快、搜索结果好等）

_____

_____

_____

您认为哪些因素会降低或者提高对该网站的使用效率和效果，满意度？（效率：是指用户使用网站过程中所花费的时间和精力；效果：用户能否达到预期目标，以及完成目标的程度。）时间限定在5分钟以内。

第四步：参加半结构化访谈

（1）使用健康网站的过程中，您觉得网站中的哪些功能会影响您对健康网站的使用？请列举出来，并说明理由。

（2）您在使用健康网站时对网站的哪种功能最为关注？请列举并说明理由。

（3）您认为健康网站上的信息能否为您的健康带来帮助？请说明原因。

（4）哪些因素会让您感觉健康网站中所提供的信息和服务是可靠放心的？请说明相关理由。

（5）您认为健康网站所提供的信息内容方面存在哪些优势和不足？

（6）您是否会通过健康网站与其他用户进行交流，通过交流会影响您对网站的使用吗？

（7）通过对健康网站的使用，您认为在健康网站与一般网站的不同之处都有哪些？

（8）您认为可以通过哪些地方来改进来提高健康网站使用效率和效果？

（9）您是否还有其他需要补充的？

附录2 健康网站可用性影响因素第一次调查问卷

尊敬的先生/女士：

您好！

首先非常感谢您抽出时间参与该项调查，您的真实回答将会对我们的研究有很巨大的帮助。本次调查大约需要占用您15～20分钟的宝贵时间，主要目的是探索健康网站信息使用过程中的影响因素。我们承诺，本次调查仅用于完成本次研究，无任何商业目的，您的信息不会有任何泄漏，我们会对您提供的答案予以保密。如填写过程中有疑问，请与我们联系：dongwei_ruc@163.com。

健康网站主要指提供医学健康信息和服务的网站，这些网站除了能够为广大用户提供相应的医疗健康信息外，也可以为用户提供多样化的医学健康服务，如提供疾病药品的查找和定位、在线医生互动咨询、预约挂号等，为用户的医疗健康需求带来了便利。常见的网站有：39健康网、健康中国网、新浪健康频道、丁香园以及一些医院机构网站等。其中，网站可用性是指用户在健康网站环境下，使用各种类型信息、完成某项任务时的效率、效果以及对整个网站信息和功能的满意度。健康信息指的是广义上的信息，包括疾病、卫生、医疗、药品、瘦身、美容、保健等与健康相关的一切信息。

第一部分 个人基本信息和需求调查

1. 您的性别是（ ） A.男　　B.女

2. 您的年龄是（ ）
A. 20岁以下　　B. 21～30岁　　C. 31～40岁　　D. 41～50岁　　E. 50岁以上

3. 您的文化程度是（ ）
A. 本科以下　　B. 本科　　C. 硕士　　D. 博士

4. 您使用网络的年限（ ）
A. 1～3年　　B. 4～6年　　C. 7～9年　　D. 10年以上

5. 您是否具有医学专业背景（ ） A. 是　　B. 否

6. 您的健康状况如何（ ）
A. 欠佳　　B. 一般　　C. 良好

7. 请问您访问健康网站的目的是为了（　）【可多选】
A. 了解或查询相关健康信息（疾病治疗与预防、保健养生等信息）
B. 了解医疗健康行业的最新发展动态和相关政策导向
C. 在线预约挂号
D. 在线咨询医生　　　E.在线购买医学保健产品
F. 与其他用户进行健康方面的交流
G. 学习专业知识　　　H. 其他

8. 您通过网络主要关注哪些健康信息（　）【可多选】
A. 特定疾病问题的信息（癌症、糖尿病、心脏病、艾滋病，以及日常疾病等）
B. 特定医学疗法或手术的信息
C. 新型药品或先进治疗方法的信息
D. 养生保健信息（饮食、营养、锻炼、中医养生）
E. 处方药或非处方药的信息（用法、种类、副作用）
F. 特定的医生和医院的信息
G. 医疗保险/医疗补助制度/卫生法规
H. 瘦身美容　　　I. 心理疾病问题　　　J. 其他

9. 您一般通过哪种途径来查询和获取网络医学健康信息和服务（　）【可多选】
A. 健康网站　　　　　B.专业搜索引擎
C. 相关博客或微博　　D. 别人推荐　　E. 其他

10.您利用健康网站查寻相关信息的频率是（　）
A.每周一次或更多　　B. 每月一次　　C.3个月一次　　D. 很少

第二部分　健康网站可用性影响因素调查

	问题描述	完全不同意 ←——→ 完全同意				
		1	2	3	4	5
a11	网站的文字清晰简单，能够提供详细的上下文,可以较好的帮助我理解。					
a12	我认为必须具有一定健康（医学）常识，才会更容易理解和使用健康网站上的内容和服务。					
a13	通过使用健康网站，我可以找到合适的医院、医生。					
a14	通过使用健康网站，我对自身的健康状况有了更进一步的了解。					
a15	通过使用健康网站，可以让我增长医药和保健的知识。					
a16	我会继续使用该网站，作为我的"健康顾问"，并会推荐给其他人。					

续表

	问题描述	完全不同意 ←→ 完全同意				
		1	2	3	4	5
a17	我希望能够借助网络之外的手机或其他方式访问健康网站上的相关信息，这会便于我及时了解医学信息。					
a18	健康网站中页面上的疾病和保健等信息内容的排序和分类情况，会影响我对信息的查找和定位。					
a19	健康网站中信息之间所具有的交叉链接（特定疾病信息与治疗方法、医院、药品之间的交叉链接），会影响我对相关信息的查找。					
a20	健康网站中的信息内容更新频率，会影响我对该网站的使用。					
a21	健康网站上所具有的图片、音频、视频等多媒体的信息表现方式，会影响我对网站的使用（例如，图片是否能够比较清晰的展示疾病的症状等）。					
a22	我可以通过个性化的用户通道提高访问该健康网站的效率。					
a23	健康网站中信息的覆盖范围的广泛程度越高，越容易满足我对健康信息的需求。					
a24	健康网站查找信息的易用性和查找结果的相关性，可以提高我查找相关信息的效率。					
a25	我会关注健康网站是否允许用户对网站的信息或者其他服务发表评论，其中用户的评价信息（如咨询医生经历、使用药物感受、写感谢信给大夫等）会影响我治疗保健的决策。					
a26	健康网站中的导航系统对用户浏览路径的清晰的显示，并提供返回路径（如使用联合导航、面包屑方式、链接颜色等技术），会影响我对网站使用的效率和效果。					
a27	健康网站所具有的个性化定制信息推送，十分便捷和方便，可以帮助我及时了解网站中的最新信息。					
a28	健康网站中信息标题的醒目程度，会影响我对网站的使用。					
a29	我认为网站的广告成分的多少程度，会影响我对网站的信任和使用。					
a30	健康网站中信息查找界面醒目程度，会直接影响我寻找相关信息的效率。					
a31	健康网站中的用户注册窗口的位置，会影响我注册成为该网站用户的决定。					
a32	健康网站的页面的响应和下载的速度，会影响我对网站的使用。					
a33	健康网站内的相关链接都是有效的，可以随意打开浏览。					
a34	健康网站用户注册过程的易用程度，会影响我对网站的使用效率。					
a35	健康网站的页面的长度与宽度比较合理性，可以给我较好的是视觉体验。					

续表

	问题描述	完全不同意 ←→ 完全同意				
		1	2	3	4	5
a36	我会参与健康网站中的论坛，论坛的开放性较高，可以方便我和其他用户或者专业人士进行顺畅的交流。					
a37	健康网站具有错误输入的提示功能，可以及时帮助我纠正错误，从而提高使用效率。					
a38	我会使用健康网站所提供的自我健康基本诊断功能，该项服务也会是我使用健康网站所需的。					
a39	健康网站页面布局的简洁程度，会影响我对该网站的使用体验和使用效率。					
a40	我会关注健康网站上医疗保健信息的相关来源和科学依据（如作者署名、消息来源机构、参考文献等）。					
a41	我会关注在线医生咨询功能，他们回复的速度和内容的详尽性、专业性会影响我对网站的使用。					
a42	我会使用健康网站中的电子商务功能，认为它也是所使用网站中必不可少的服务或功能，可以帮助我更好的体验健康网站。					
a43	健康网站所提供的便捷性的网上预约挂号服务，我认为是十分必要的，并且会直接影响我对整个网站的使用体验。					
a44	我会关注健康网站所提供的隐私信息提示服务（如当需要输入相关隐私信息时，网站会给出相应的提示），该项功能会影响我对网站的使用。					
a45	健康网站所提供的信息内容可以帮助我了解医学健康行业的最新进展。					
a46	网站是否具有各类明确的声明：包括了运营机构情况、注意事项、权益侵犯声明、免责声明等，这些会影响我对网站的使用。					
a47	健康网站在权威网站排名机构中的排名、网站访问量和口碑等，会影响我对该网站的使用和判断。					
a48	健康网站是否获得权威专业机构的认证，会影响我对该网站的信任和使用。					
a49	我会关注健康网站主页上所标出的有关隐私权保护政策的内容。					
a50	在健康网站中的用户注册或者在线咨询等互动的过程中，我会留下个人相关信息。					
a51	健康网站的页面风格、内容布局、颜色对比和字体大小等界面美观因素，会影响我对该网站的使用。					
a52	在健康网站中，达到访问目标所点击和通过的链接数量，会影响我使用网站的效率。					

附录3　健康网站可用性影响因素第二次调查问卷

尊敬的先生/女士：

您好！

首先非常感谢您抽出时间参与该项调查，您的真实回答将会对我们的研究带来巨大的帮助。本次调查大约需要占用您15～20分钟的宝贵时间，主要目的是探索健康网站信息使用过程中的影响因素。我们承诺，本次调查仅用于完成本次研究，无任何商业目的，您的信息不会有任何泄漏，我们会对您提供的答案予以保密。如填写过程中有疑问，请与我们联系：dongwei_ruc@163.com。

健康网站主要指提供医学健康信息和服务的网站，这些网站除了能够为广大用户提供相应的医疗健康信息外，也可以为用户提供多样化的医学健康服务，如提供疾病药品的查找和定位、在线医生互动咨询、预约挂号等，为用户的医疗健康需求带来了便利。常见的网站有：39健康网、健康中国网、新浪健康频道、丁香园以及一些医院机构网站等。其中，网站可用性是指用户在健康网站环境下，使用各种类型信息、完成某项任务时的效率、效果以及对整个网站信息和功能的满意度。健康信息指的是广义上的信息，包括疾病、卫生、医疗、药品、瘦身、美容、保健等与健康相关的一切信息。

第一部分　个人基本信息

1. 您的性别是（　）
A. 男　　B. 女

2. 您的年龄是（　）
A. 20岁以下　　B. 21～30岁　　C. 31～40岁　　D. 41～50岁　　E. 50岁以上

3. 您的文化程度是（　）
A. 本科以下　　B. 本科　　C. 硕士　　D. 博士

4. 您使用网络的年限（　）
A. 1～3年　　B. 4～6年　　C. 7～9年　　D. 10年以上

5. 您是否具有医学专业背景（　）
A. 是　　B. 否

6. 您的健康状况如何（　）
A. 欠佳　　B. 一般　　C. 良好

第二部分　健康网站可用性影响因素调查

	问题描述	完全不同意 ←——→ 完全同意				
		1	2	3	4	5
1	a11 网站的文字清晰简单，能够提供详细的上下文,可以较好的帮助我理解。					
2	a13 通过使用健康网站，我可以找到合适的医院、医生。					
3	a14 通过使用健康网站，我对自身的健康状况有了更进一步的了解。					
4	a15 通过使用健康网站，可以让我增长医药和保健的知识。					
5	a16 我会继续使用该网站，作为我的"健康顾问"，并会推荐给其他人。					
6	a17 我希望能够借助网络之外的手机或其他方式访问健康网站上的相关信息，这会便于我及时了解医学信息。					
7	a18 健康网站中页面上的疾病和保健等信息内容的排序和分类情况，会影响我对信息的查找和定位。					
8	a19 健康网站中信息之间所具有的交叉链接（特定疾病信息与治疗方法、医院、药品之间的交叉链接），会影响我对相关信息的查找。					
9	a20 健康网站中的信息内容更新速度和频率，会影响我对该网站的使用。					
10	a21 健康网站上所具有的图片、音频、视频等多媒体的信息表现方式，会影响我对网站的使用（例如，图片是否能够比较清晰的展示疾病的症状等）。					
11	a22 我可以通过个性化的用户通道提高访问该健康网站的效率。					
12	a23 健康网站中信息的覆盖范围的广泛程度越高，越容易满足我对健康信息的需求。					
13	a24 健康网站查找信息的易用性和查找结果的相关性，可以提高我查找相关信息的效率。					
14	a25 我会关注健康网站是否允许用户对网站的信息或者其他服务发表评论，其中用户的评价信息（如咨询医生经历、使用药物感受、写感谢信给大夫等），会影响我治疗保健的决策。					
15	a26 健康网站中的导航系统中清晰的显示浏览路径等相关信息，会影响我对网站使用的效率和效果。					
16	a27 健康网站所具有的个性化定制信息推送，十分便捷和方便，可以帮助我及时了解网站中的最新信息。					
17	a29 我认为网站的广告成分的多少程度，会影响我对网站的信任和使用。					
18	a32 健康网站的页面的响应和下载的速度，会影响我对网站的使用。					

续表

	问题描述	完全不同意 ←→ 完全同意				
		1	2	3	4	5
19	a33 健康网站内的相关链接都是有效的，可以随意打开浏览。					
20	a34 健康网站用户注册过程的易用程度，会影响我对网站的使用效率。					
21	a35 健康网站的页面的长度与宽度比较合理性，可以给我较好的是视觉体验。					
22	a36 我会参与健康网站中的论坛，论坛的开放性较高，可以方便我和其他用户或者专业人士进行顺畅的交流					
23	a37 健康网站具有错误输入的提示功能，可以及时帮助我纠正错误，从而提高使用效率。					
24	a38 我会使用健康网站所提供的自我健康基本诊断功能，该项服务也会是我使用健康网站所需的。					
25	a39 健康网站页面布局的简洁程度，会影响我对该网站的使用体验和使用效率。					
26	a40 我会关注健康网站上医疗保健信息的相关来源和科学依据（如作者署名、消息来源机构、参考文献等）。					
27	a41 我会关注在线医生咨询功能，他们回复的速度和内容的详尽性、专业性会影响我对网站的使用。					
28	a42 我会使用健康网站中的电子商务功能，认为它也是所使用网站中必不可少的服务或功能，可以帮助我更好的体验健康网站。					
29	a43 健康网站所提供的便捷性的网上预约挂号服务，我认为是十分必要的，并且会直接影响我对整个网站的使用体验。					
30	a44 我会关注健康网站所提供的隐私信息提示（如当需要输入相关隐私信息时，网站会给出相应的提示），该项功能会影响我对网站的使用。					
31	a46 网站是否具有明确的声明：包括了运营机构情况、注意事项、权益侵犯声明、免责声明等，这些会影响我对网站的使用。					
32	a47 健康网站在权威网站排名机构中的排名、网站访问量和口碑等，会影响我对该网站的使用和判断。					
33	a48 健康网站是否获得权威专业机构的认证，会影响我对该网站的信任和使用。					
34	a49 我会关注健康网站主页上所标出的有关隐私权保护政策的内容。					
35	a51 健康网站的页面风格、内容布局、颜色对比和字体大小等界面美观因素，会影响我对该网站的使用。					
36	a52 在健康网站中，达到访问目标所点击和通过的链接数量，会影响我使用网站的效率。					

附录4 健康网站可用性测评调查

一级指标	二级指标	评价等级和人数				
		非常不同意（1）	不同意（2）	一般（3）	同意（4）	非常同意（5）
健康网站的可信性	网站具有较好的口碑，并在权威网站排名中具有较好的排序					
	网站具有明确的各类相关声明（如运营机构情况、使用注意事项、权益侵犯、免责等声明）					
	网站运营机构得到权威性机构的专业认证					
	网站标明所提供的医学健康信息的来源					
	网站的商业广告成分较少					
健康网站信息可获取性	网站中的链接都是有效可用的					
	网站中，为达到访问目标所点击和通过的链接数量较少					
	网站具有较快的响应速度					
	网站的文字清晰简单，科普性较强，容易理解					
	网站支持不同用户群通道					
	可以采用手机或其他方式对网站进行访问					
健康网站的基本交互性	用户可以参与对网站信息的评价，并予以公开					
	导航系统对用户浏览路径的清晰的显示，并提供返回路径					
	信息查找具有易操作性和查找结果具有相关性					
	具有定制健康信息的推送功能（如在线咨询的信息推送、定制健康信息的推送）					
	健康网站论坛具有较高的开放性，并保证用户间的开展交流的便捷性					
	网站具有信息输入错误的提示功能					
	用户注册过程简单便捷					
健康网站信息内容质量	借助多媒体等技术，网站中医学健康信息的表现形式比较丰富					
	网站中的医学健康信息具有较高的更新频率					
	信息的覆盖范围比较全面，包含了保健信息、疾病治疗信息、医学健康动态新闻等					

续表

一级指标	二级指标	评价等级和人数				
		非常不同意（1）	不同意（2）	一般（3）	同意（4）	非常同意（5）
健康网站专业服务	网站提供较为便捷的自我健康的基本诊断功能					
	网站提供快速和详尽的在线医生咨询专业服务					
	网站提供便捷的的门诊网上预约挂号服务					
	网站提供专门的医药电子商务					
用户使用健康网站的实用性	通过网站，可以较准确地对自身的健康进行诊断					
	通过网站，可以让我增长医学健康方面的知识					
	通过网站，可以准确地找到所需医院和医生					
	我会继续使用该网站，作为我的"健康顾问"，并会推荐给其他人。					
健康网站网站外观	网站的颜色和字体、图形等具有较好的视觉舒适度					
	网站页面的布局比较简洁					
	网站页面具有比较合理的长度与宽度					
医学健康信息体系结构	网站中相关的信息之间的关联性较强（如特定疾病信息与治疗方法、医院、药品之间的交叉链接）					
	网站中具有良好的信息的分类体系					
用户的隐私保护	网站具有隐私信息提醒的功能					
	网站具有较为详细和完善的健康网站个人隐私政策					

后　记

在本书的完成之际，心潮澎湃，思绪万缕，恍然回忆起求学的年代，从河北大学的信息管理专业本科毕业，图书馆学硕士毕业，再到中国人民大学情报学专业博士毕业，十年求学生涯中的点点滴滴又浮现在眼前。古者云："十年磨一剑"，正是这份十年的坚持，使我对信息管理领域产生了兴趣，并有了不断去探索的信心和动力。

在人民大学读博期间，我非常有幸能够跟随情报学著名学者，我的导师周晓英教授从事学术研究。周老师孜孜不倦、一丝不苟、严谨的治学之道，让我受益匪浅，同时也学到了周老师乐观豁达、积极向上的生活态度。此外，周老师在生活中也给予我很多关照。

回想着在人大生活的一点一滴，都让我的心中充满了无限的眷恋，在那三年中，让我最为珍惜的是在人大所遇到的良师益友，也正是由于他们的支持和鼓励，才使我的并不轻松的科研和生活变得十分精彩与快乐。感谢曾经辛勤、无私教导过我的安小米教授、张斌教授、赵国俊教授、卢晓斌教授、索传军教授等老师，正是他们的授业和解惑才使我的学术道路更加丰富多彩。感谢雷银芝、陈兰杰、王冰、侯仁华、孟玺等师兄师姐，正是他们将学术经验、教训等毫无保留地与我分享，才使我的读博之路少了许多艰难险阻。感谢我的同窗朱晓梅、宋魏巍、徐少同、叶莎莎、王铁牛等，正是有了你们的陪伴和欢声笑语，才缓解了我求学道路上的压力和孤独。

本书是以我的博士论文为蓝本，几易其稿而完成的，在完成的过程中，很多师长、同学、同事、朋友和家人都给予了我很多帮助。我的整个研究过程中倾注了导师大量的辛苦和汗水，此外，感谢在博士论文修改过程中曾经给我提出过宝贵意见的赵国俊教授、卢晓斌教授、倪晓建教授、安小米教授等。感谢万方数据公司的领导张秀梅总经理和程煜总经理为我提出了很多建设性意见。感谢我的同事天津大学田依琳副教授，在我出国期间，不辞辛劳地帮我与出版社进行沟通，并处理相关事宜。

最想感谢的是我的家人，正是在我平凡而伟大的母亲和父亲的默默无私的支持下，在我妻子温暖备至的鼓励下，我才能将我的科研之路坚持到今天，是他们给了我继续向前的勇气。

在本书出版之际，感谢南开大学出版社的各级领导和编辑的支持，在此表示衷心感谢！

此外，本著作的出版并非一帆风顺，其中既有成果出版的喜悦，也有几易其稿的辛酸，还有因为才疏学浅，对"主编"和"著"的误解，而产生的一些波澜。当然一切都已是过去时，无论是"著"，还是"主编"，这本原创著作的出版都让我感到十分欣慰，能够让更多的同行和学者对我的学术成果进行指正，鞭策我继续前行。在此，再一次向那些曾经帮助过我的师长、朋友、同学和家人们表示深深的感谢！

董 伟

2017年4月于天津大学教育学院

作者简介

董伟，男，汉族，河北石家庄人，1983年4月生。2006年于河北大学管理学院获管理学学士学位；2010年于河北大学管理学院获管理学硕士学位；2013年于中国人民大学信息资源管理学院获管理学博士学位。现为天津大学教育学院副教授，天津大学情报研究所主要成员，从事在线教育评价，信息分析与数据挖掘等相关研究。在《情报学报》《情报资料工作》《图书情报工作》等杂志发表学术论文20余篇。其中，被人大复印资料转载2篇。目前主持国家社科青年课题1项，教育部青年课题1项，曾参与教育部重大攻关课题1项、国家社科基金3项、国家自然科学基金1项等。参编教材1部，参编学术著作多部。